若者の心の病
青春期内科の現場から

森崇 Mori Shuu

高文研

◐——もくじ

第Ⅵ章　子どもがまっとうに育つには

装丁＝商業デザインセンター・松田　礼一
章扉絵＝片山　治之
（『花はな華』／東方出版より）

第I章 青春期内科に届く訴え

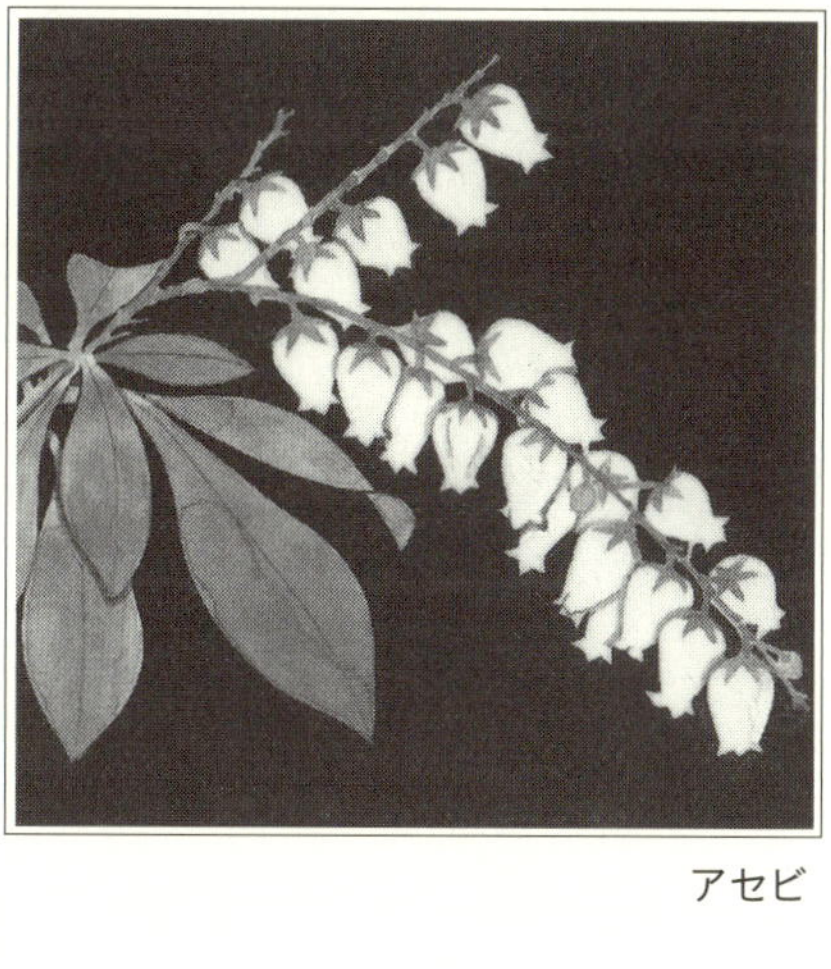

アセビ

北九州津屋崎《つやざき》病院は全国で唯一の「青春期内科」を持つ病院である。福岡市東方の郊外、目の前には玄界灘《げんかいなだ》の海が広がり、背後には緑深い大峰山の峰々、その山ふところに抱かれた立地は、心身を病んだ若者たちが療養するには、絶好の場であろうと思っている。

私がこの病院に転任してきたのは今から二四年前（一九八三年）、すでに手狭になった若杉病院思春期内科（一九六六年設立）から、名称も青春期内科と変更し、思春期と青年期の両方にわたる若者の心身の疾病を診ることになったのである。

現在、青春期内科のベッド数は約三〇床。入院患者さんの数は一年間で延べ一〇九人、その七五パーセントは女性で、平均年齢は二五・五歳である（二〇〇五年4月〜〇六年3月）。月、水、木曜とある外来には一日三〇人から四〇人、小学校高学年から中学生、高校生、大学生、そして大人になれない三〇代の若者までがさまざまな症状を訴えてやって来る。そんな若者たちと付き合う私の一日から、紹介させていただくことにする。

❇病院での私の一日

私の一日は朝五時起床でスタートする。朝食を済ますと車で出勤、約四〇分で病院に着く。到着して、まず私が最初にする仕事は、朝の回診である。

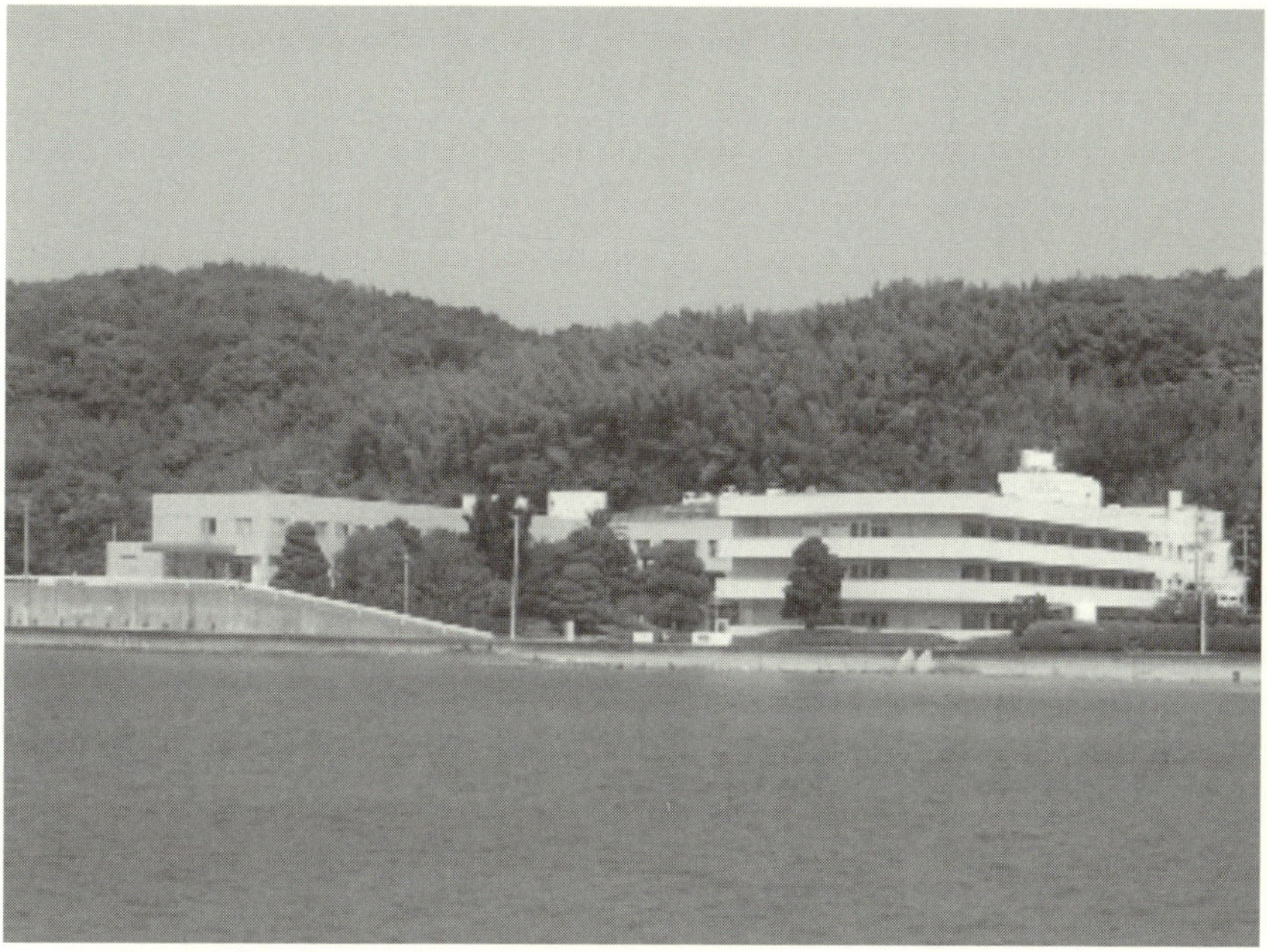

豊かな自然に囲まれた北九州津屋崎病院。目の前に広がる玄界灘の海は、ときにエメラルドグリーンに染まる。

入院患者さんたちの起床時間は午前七時である。この時間であれば、全員が起きているはずである。「やあ、おはよう！」と声をかけながら、様子を見て歩く。入院初日の患者さんであれば、その患者さんと信頼関係をつくる第一日目ということでもある。

その病室まわりで私が行うのは、一人ひとり体のどこかに必ずさわってあげ、簡単な言葉を交わすこと、いわゆる体と心のスキンシップである。淋しい夜とか、不安な夜を過ごした患者さんは、ハグを求めてくる。しっかりと抱いてあげることもある。

患者さんとは、ひと言ふた言話すだ

けでも前日からの変化がほぼ把握できるものである。非常に淋しかったとか、怒りがあったとか、パニックの症状が出たとか……訴えの内容は実にさまざまである。

さらにこの回診時に、日記を手渡してくる子もいる。何人かの若者とであるが、私は交換日記をしている。直接口で言えない事柄も、日記になら書けるという者もおり、少しでも悩み解決の糸口になればと考え、気楽にやっているものである。書かれている内容はやはり若者らしく、異性のこと、性の問題、間食ができない苦しさ（このことについては後述）など。中には、親にも友達にも話せない訴えがぎっしり詰まっている日記もある。

病棟を一まわりすると約三〇分、回診が終わると、ナースステーションに行き、若者たちの前日からの様子を聞いたり、カルテを読んだりする。それらに今朝の回診時の自分の感触を突き合わせ、今後の対処法を考えていくのである。

青春期病棟の一週間は忙しい。週明け、月曜日の午前中は、入院している患者さん一人ひとりへのインタビューから始まる。

八時半、インタビュールームに入り、一人ひとりからじっくり話を聴く。時に、淋しさ、怒りで泣く者もいる。不安の強い若者には掌を握り締めて〝安心の心〟を与える。人間の

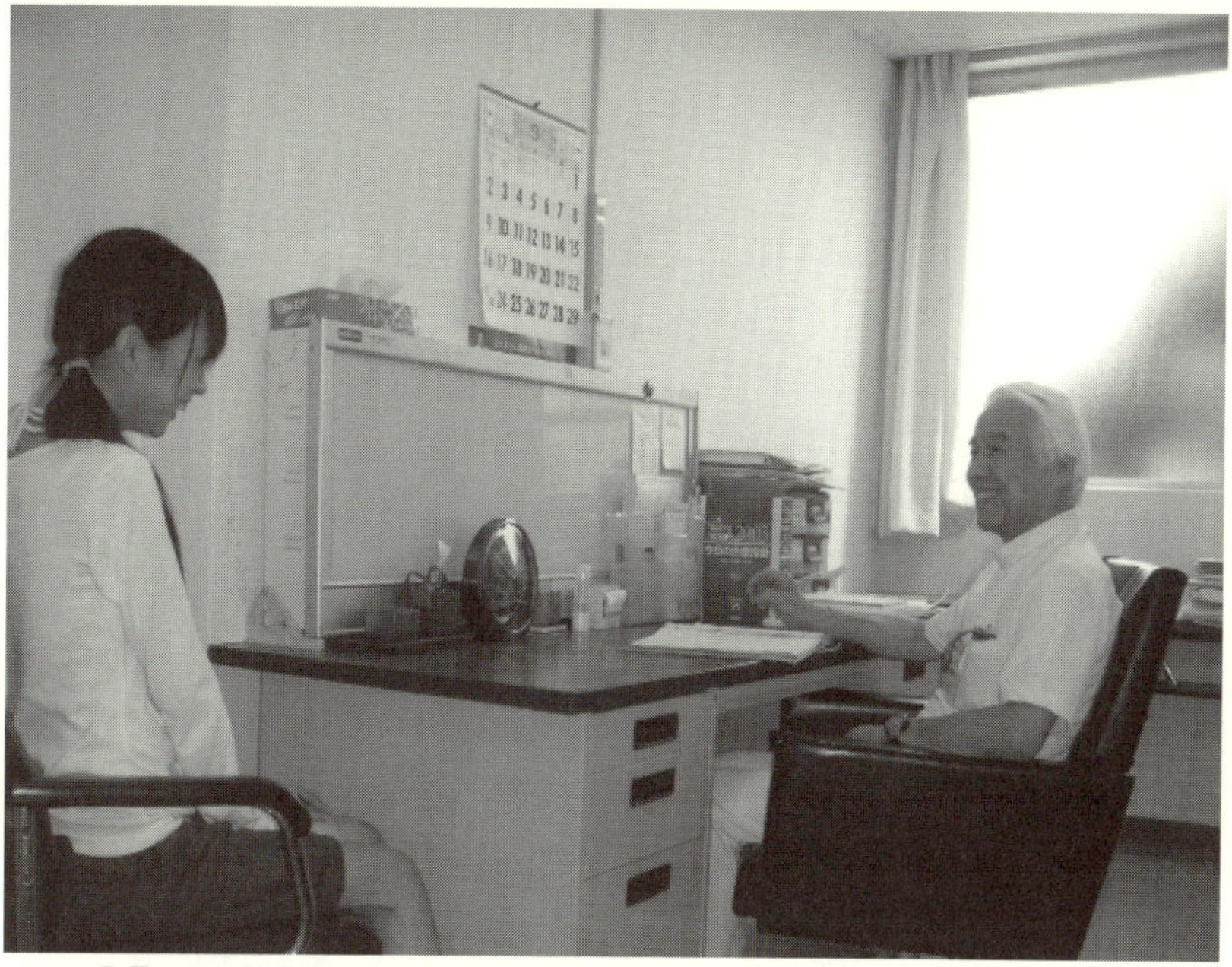
月曜日の午前中は入院患者さんの個人面接。インタビュールームでじっくり話を聴く。

掌は〝心の安定の源〟とも言われていて、握ってあげることで不安や恐怖を軽減することができるとされている。

例えば、赤ん坊や幼児が病院にやって来て、火がつくように泣き出し、不安を表すとき、私たち医師は自分の拇指を赤ん坊の掌に差し入れ、しっかりと握りしめてやる。すると不思議に、安心して赤ん坊は泣きやむ。それと同じである。

入院中の若者は、さまざまな問題を抱えて悩んでいる。一番大変なのは、行きづまり死にたいと訴えてくること。二番目は勉強の意味を聞いてくる。三番目は恋愛の問題、友達関係の悩みである。不思議なことに、心身を病んでいる若者たちに共通するのは、人を好きになることより、いかにして人に好かれるようになるか、なのである。次に多いのが、両親の問題。どの親もわが子から信じられていないようである。特に父親への不信が多いのには驚くし、父母の仲の悪いのも特徴である。にもかかわらず、そのように訴える若者たち自身、経済的には誰よりも親への依存度が大きいのである。

とにかく、全ての面で葛藤があり、その葛藤のはざまで生きているため、心身にさまざまな症状が生じているのであろう。それらの悩みを上手に聴きだして、いくつかの問いを返すことで、彼らは自分で回答を出すようになり、やがて自力で悩みを解決できるようになっていくのである。決してこちらが答えは出さない。本人が自分で解決する、その「援助」をするだけである。

話を聴くのは一人あたり一〇分から一五分。こちらが質問して、若者から返事が返ってくるまで、じっと待つ。なかなか返事が返ってこないので「ああでしょう」「こうでしょう」と口を出したのでは、そこで若者の自己表現をストップさせてしまう。少なくとも返事が返ってくるまで三〇秒は待ちたい。私の場合は三分待つ。この「待つ」ということが大事なのである。

全部聴き終わるのに一二時過ぎまでかかってしまう。この間、私自身はまずインタビュールームから出ない。

インタビューを終え、急いで昼食をすますと、午後一時から外来診療が始まる。

受付には朝早くから患者さんが来て順番を待っている。北は北海道から仙台、福島、東京……。南は沖縄、鹿児島、宮崎、大分……。ここ数年、患者さんたちの訴えで一番多いのはうつ、続いて摂食障害。さらにパニック障害、不安障害、ＰＴＳＤ（心的外傷後ストレス障害）、そして過敏性腸症候群や神経性頻尿、過呼吸症候群などを含むいわゆる身体表現性障害等である。

❇時代を映す若者の心の病

私がはじめて思春期の若者を診たのは一九六六（昭和41）年のことである。その頃、圧倒的に多かったのは過敏性腸症候群、ついで、神経性頻尿、過呼吸症候群などだった。

この時期はいわゆる団塊の世代の人たちがちょうど思春期から青年期を迎えた頃で、子どもの数が多かったこともあって、受験競争がきびしく、〝有名高校〟〝有名大学〟に入らなくてはならないという圧迫感が子どもたちを強く支配していた。そんな中、競争についていけなくなった若者たちが身体症状を訴えた。

もちろん、受験競争がきびしいのは今も同じなのだが、当時はまだ家業を継ぐといった伝統が生きていて、親が子どもに自分の職業を継がせたい、そして子どももまたその期待に応えるべく、大学や将来の職業に対し、ハッキリとした目標を持って受験勉強に臨む者が多かった。それに比べると、今の若者はあまり明確な目標も持たないまま誰もが（と言うと、語弊があるかもしれないが）大学に行くという印象が強いように思うのだが、とにかく現在と違って、「将来こうなりたい」といった明確な願望を抱いた（抱かされた）分、その心身にかかるプレッシャーは大きかったのである。

しかも当時はまだ「不登校」という言葉が使われておらず、「学校不適応」「学校恐怖症」と言われ、学校へ行けないことが大きな問題とされた時代である。「ＮＯ！」と言えない、「嫌だ」という言葉を使えない時代が、過敏性腸症候群などのいわゆる心身症を生んだのである。

一九八〇年、エイズが発見され、大問題になった。この頃から目立ち始めたのが摂食障害、いわゆる拒食症、過食症である。この摂食障害はこの後、さらに一〇年くらいたった一九九〇年頃、再び問題化してくるのだが、この頃からリストカットも目立ち始める。そして「うつ」。これらは、若者たちが怒りの感情を出すこと、いわゆる自己表現が下手になったということではないかと、私は考えている。

九〇年代に入ると、性の問題が目立ち始める。テレクラ（テレホンクラブ）が「性犯罪の温床になっている」と言われたのが一九九六年。高校生の少女たちがテレクラでバイトし、男たちの相手をする。やがてそれは、「援助交際」という名の「売春」にエスカレートし、大きな社会問題となった。

そんな状況を背景に目立ち始めたのが「妊娠中絶後遺症」であった。望まない妊娠、そして中絶。十分な性の知識がないままの過酷な体験は少女たちの身体と心に深い傷を残し、中には中絶をしたことで、自分は人殺しをしたのだと苦しむ者もいるのである。この「妊娠中絶後遺症」は、どちらかというとパニックに近い。それまで失恋などによって起きていたのはいわゆる過呼吸症候群だったが、それに中絶という不安を伴う外傷体験、「恐怖」の感情が加わったことで、症状がより重くなったケースである。

さらに「恐怖」という点では一九九五年、阪神淡路大震災が起き、自然界が引き起こした恐怖が大きなトラウマになってＰＴＳＤ（心的外傷後ストレス障害）という問題が表面化した。このＰＴＳＤやパニック、妊娠中絶後遺症によるパニックなどは現在もなお継続

入院患者の時代別疾病分類

◈1977年５月、入院患者疾病分類

疾 病 名	例数	％
過敏性腸症候群	85	28.3
自律神経失調症	56	18.7
緊張性頭痛	37	12.3
過呼吸症候群	26	8.7
摂食障害	19	6.3
不安神経症	14	4.7
神経性頻尿	12	4.0
喘　息	10	3.3
筋痛症	5	1.7
その他	36	12.0
合 計	300	100

◈1998年５月、入院患者疾病分類

疾 病 名	例数	％
摂食障害	17	34
うつ状態	11	22
過敏性腸症候群	7	14
過呼吸症候群	4	8
境界線症	3	6
パニック・ディスオーダー	3	6
自律神経失調症	2	4
アトピー性皮膚炎	2	4
チック	1	2
合 計	50	100

※1977年と1998年の表は、5月一カ月分のデータ。

◈2005年４月～06年３月、入院患者疾病分類

疾 病 名	例数	％
うつ状態	58	53
摂食障害	24	22
解離性障害	7	6
気分障害	5	4
強迫性障害	3	3
自己臭症	2	2
性嗜好障害	2	2
転換反応	2	2
パニック障害	2	2
適応障害	1	1
神経性無食欲症	1	1
統合失調症	1	1
妄想障害	1	1
合 計	109	100

しており、さらに摂食障害も依然、現在進行形で続いている。社会的事象が若者の心身に色濃く反映し、大きなトラウマになっているというのが、私の実感である。

❇青春期内科とはどんな疾病を扱うところか

ところで、青春期内科とはどんな疾病を扱うところなのか。よく間違われるのだが、青春期内科は「内科」であって、「精神科」ではないということである。よく病気だといって、幻覚とか、妄想の強い若者が来ることがあるが、統合失調症やうつ病、てんかんなどは青春期内科の対象ではない。それらは精神神経科を受診していただくことになる。日本心身医学会では、心身症を次のように定義している。

「身体疾患の中で、その発症や経過に心理的因子が密接に関与し、器質的ないし機能的障害が認められる病態をいう」

簡単に言うと、「心に葛藤が生じ、その葛藤が身体の疾患に密接に関係している病気」ということである。さらに「器質的ないし機能的障害」ということについて若干説明すると、例えば胃潰瘍という病気は器質的障害と呼ばれるものである。しかしそれ（胃潰瘍）が起きるのは、その人の性格が内向的であるとか、自分をいたぶる傾向にあるとか、さらに感情面でも常日頃陰性《マイナス》の感情をたくさん持っているタイプの人で、それにストレスがかかったことで胃に穴があいたというケースが少なくない。つまり胃潰瘍という器質的な障害であっても、そこに心理的な因子が関与している場合は心身症というのである。

同様のことが、摂食障害などでも言える。摂食障害も器質的な障害で、痩せてくることで心臓の虚血があり、心筋障害や低カリウム血症を引き起こす。しかしその原因をたどると、大人になりたくないとか、女（男）になりたくないといった心理的要因が背景にあり、それが拒食という形の身体症状として表面に現れてくるのである。

このように考えると、アルコール中毒、糖尿病、癌なども含めてほとんどの病気が心身症的な要素を持っていると言える。つまり病気そのものの中に環境因子や感情（情緒）因子といったものを抱え込んでいる。実際、器質的障害だけなら薬で治るはずだが、摂食障害などは薬だけでは治らないのである。

一方、機能的障害とは何かというと、例えば過敏性腸症候群という病気がある。これは、交感神経が極度に緊張した状態になっているもので、器質的にどこかに異常があるというのではない。脳の自律神経で交感神経と副交感神経のバランスが崩れた状態、これが機能的障害である。

パニック障害も同じことで、交感神経が非常に緊張した状態で、過去に起きたある出来事が脳の中に記憶として残されていて、同じような事件なりアクシデントが現実に起きると、過去と現在がごちゃまぜになってパニック状態になる。器質的には何の問題もないが、その機能に障害が生じているのである。

つまり病気というのは、機能的な障害によって起きているものと、結果として器質的障害を引き起こしているものと、二種類あるということである。

❇受診・入院の条件

このような複雑な疾患だけに、私の病院では受診の原則をきびしく定めている。次の二点である。

■受診は必ず若者自身で、治療意欲があること。

■治療意欲がない人は原則的に治療をお断りする。

これは、「病気を治すのは自分自身であること」をしっかり認識してほしいからである。そのためにまず最初、私が患者さん（若者）に要求するのは「自分のことを自分の言葉できちんと表現してほしい」ということである。というのも、外来で患者さんを見ていると、あまりにも言葉を持たない、病気も親まかせという若者に数多く遭遇するからである。

例えば、外来で患者さんが私の目の前に座る。側にはお母さんなりお父さんが付き添っている。「どうしたの？」と聞くと、子どもはしゃべらない。すぐに親が引き取って、べラべラと説明を始める。ひと通り話が終わったなと思ったところで、私はやおら、子どもにこう切り出す。

「ぼくはきみに尋ねているんだよ」

子どもはポカーンとしているので、もう一度、

「きみ自身はどうなの？」

それでも黙っているので、

「じゃ、きみは今日は連れて来られたの？」

連れて来られたと言うので、

「そうか。連れて来られたのか。で、きみは診察してもらう気があるの？」

と聞くと、また子どもは黙ってしまう。

「きみがしゃべってくれないと、診察はできないよ。今日は帰ってくれないか。いまだったらお金はいらないから」

そう言うと、親は、冗談じゃない、遠くからわざわざ来たのに……という顔をするが、子どもの方は立ち上がって帰ろうとするので、私はこう言っておく。

「きみが本当に治す気になったら、その時はいつでもきみの味方になるよ」

ところが面白いことに、そういう子は、必ず何週間か後に今度は一人でやって来て、「先生、診てください」と言って、自分の問題点を一気にしゃべってくれるのである。

よく、当事者である子どもを連れて来られず、親だけが相談に訪れるケースがある。その場合も、私の病院では、次の理由でお断りしている。
1、患者本人を診察する前に話を聞くことによって生じがちな先入観を排除し、それによる誤診を避けるため。
2、患者以外から情報を得ることはしばしば若者の自主性を奪い、若者が自分自身のことを話すことをしなくなる傾向にある。
3、親の言うことを聴かない傾向にある若者が多いため、親との間に馴れ合いみたいな関係をつくりたくない。
4、親の話を聴くことにより、治療関係を悪くして、ますます親子関係にひずみをもたらすことがある。（「青春期内科利用の手引き」より）

以上のことから、診察はあくまでも「若者自身を重要な人」と考え、本人との対話を中心にし、親との話はあくまで参考ということにさせていただいているのである。

❇〔症例①〕身体表現性障害、うつ状態の隆くん

ところで、青春期内科にはどんな訴えが届くのか。具体的な症例から紹介しよう。高校三年生（18歳）の隆くんのケースである。

隆の訴えは、腹痛、下痢、やる気がない、といったことである。

発端は、高校二年生の五月頃からだった。外出しようとすると体がきつくなり、朝から腹痛・下痢が生じ、どこにも出かけられない。家に居ることしかできないので、仕方なく寝ることにしていた。しかしそんな状態があまりに長く続くので、両親がシビレをきらして病院に連れてきた。両親は、もうこれ以上、家での閉じこもりは許せない、どのようなことをしてでも立ち直らせたいという思いが強く言動に現れていた。

隆は、その言葉にやや驚きながらも、自分がどうすればよいのか分からず、立ち往生といったところである。治療意欲なしというより、自分がどうなっているのか、皆目分からないといった方が正しいかもしれない。とにかくこのような状態で病院に連れてこられ、

本人は戸惑い気味であった。

Dr.「この病院がどんな病院かわかっているの？」

隆「精神科でしょ」

Dr.「どうしてそう思うの？」

隆「だって、僕が閉じこもっているし。親が、心を病んでいるから心の病院に行こうと、僕が嫌がるのに強引に連れて来ているもの」

Dr.「で、きみは今どう考えているのかね？」

隆「逃げ出したい感じ！」

Dr.「逃げ出していいよ。きみがここの病院のことをよく知り、それからでもいいんだよ……」

隆「そうですか。親が反対すると思うのですが……」

Dr.「では、きみは親の言うことはいつも素直に聞くの？」

隆「聞きません」

Dr.「この病院は若者のための病院で、精神科でなく、若者たちの心と身体を診察するところだよ。本人に治療意欲がない場合はこちらから診察をお断りするよ」

隆「そうなんですか、自分の意思が尊重されるんですか」
Dr.「当然！　主人公は親でなく、きみ自身なんだよ」
隆「親が関係ないなら、きちんと診察して欲しいです。お願いします」
隆の意思が確認できたので、私は両親に向かって、
Dr.「お父さんお母さんもご理解できますよね。病気は、本人がどのような受け取り方をして、どのようにするかで治療の方向が決まります。じゃあ、話を聞こうか……」
こうして、隆の戸惑いが消えたので、診察に入ることにした。

隆の家は三人家族。父は開業医。真面目であるが、こまかい。母は優しいが、隆を何とか医学部に入れたくて、うるさい。隆が勉強している時は優しく、日常生活では過保護・過干渉気味である。
両親は見合い結婚で、やや高齢で出産している。幼少期から、子どもは医師にしたいとの考えから、隆の行動はかなり制限されてきた。小学校では、いわゆる〝勉強の虫〟で育てられ、何をするにも親の関与があり、自分で友達と関わったり、買い物をするなどということはほとんどすることなく育ってきた。「生きている」というより、「生かされてきた」

との実感が強くあり、中学校もその延長線上であった。

高校に入学して、金銭面以外に親の力を借りてすることが少なくなり、何事も自分で決断していかなければならなくなった頃から、隆は、自分にそうした力がないことを感じ始めていた。体もあまり強くない。生きがいといえるものもない。一方、何かに直面すると、必ずといっていいほど決断力が問題になってくる。遊び、友達、買い物……、何かにつけて葛藤が生じるようになった。外出すれば、必ずそうした葛藤に直面するので、できるだけ外に出ないようにした。次第に友達関係も悪くなり、学業も自分の思ったように進まなくなった。これでは親の期待に応えられないと、悩む日々が続いた。学校も、親の体面を考え、無理に行っていたが、体の方が緊張し、腹痛・下痢が出だして、家に閉じこもるようになった。

ひと通り話を聞いた後、問題がありそうな部分の検査を指示し、終わってもう一度面接。検査の結果は、自律神経の緊張が見られたものの、特に身体的異状はなかった。

このような閉じこもりの場合、本人がきちんとした自己改革の意思があれば入院が望ましい。幸い、隆は、親から離れたい、自己改革したい、将来の自分を考えたいなどの動機が診察中にでき上がったので、入院することになった。

❇〔症例②〕過呼吸、全身の筋肉痛を訴える聡子さん

聡子さんは二〇歳。過呼吸、全身の筋肉痛、四肢のシビレを訴えて来院した。聡子の家族は、両親と姉の四人家族。実家は熊本で、彼女はいま、東京で大学生活を送っている。

聡子「私、東京から来たんです。病気治してくれますか」

Dr.「どういう意味?」

聡子「病気、治るかどうか、聞いているんです」

Dr.「治すのは自分だよ。治すための支援はするよ」

聡子「治してくれないの?」

Dr.「どんな状況かわからないし、まだ病気のことも聞いてないし、診察もしてもいないんだよ」

聡子「そうか、ごめんなさい!」

Dr.「どんなことなのか、話せるだけ話してみて」

聡子「今、アルバイトしているんですが、二カ月前から仕事をし出すと呼吸が苦しくなり、全身が緊張してきて倒れるようになったんです」

Dr.「そう、で？」

聡子「はじめは我慢してたけど、あまり苦しいので、近くの病院に行きました。診察してもらって、薬を飲んだら楽になると言われてしばらく飲んだんですが、変化がないんです。また別の病院に行ってみましたが、同じでした。それで、本を読んだら、ここの病院がいいというのでやってきました。治りますか？」

Dr.「気の早い人やなあ。まだ診察していないじゃないか」

聡子「とにかく、早く治りたいのよ」

Dr.「じゃあ、いろいろ訊くから答えられることは答えて。無理に答える必要はないからね。まず、どんな時にどうなったのか、詳しく話してみて」

聡子「実家は熊本で、高校を卒業して東京の大学に入ったんです。大学はとても楽しく、サークルも新鮮で、何をしても楽しかった。それなのに一年ほどたった頃、自分は何をしているのか、何のために大学に行っているのか、疑問に思えてきたんです。考えれば考えるほど、闇の中に入り込んで、大学に行けなくなってしまいました。

これでは駄目だと思い、販売のアルバイトを始めました。はじめは面白いように品物も売れて、皆から期待されていい気分でした。でもそのうちまた、こんなことをしてていいのかなと考え出したら、急に息がしにくくなり、呼吸困難になったんです。それだけでなく全身が硬く緊張して、動けなくなったんです」

Dr.「なるほど……何か思い当たることはあるのかな？」

聡子「特にないけど、何か怖いものを感じます」

Dr.「うん、どんなもの？」

聡子「何かわけの分からない、不安かなあ」

Dr.「そう。家族構成教えてよ」

聡子「教員の父、同じく教員の母、あとは二歳上の姉の四人家族です」

Dr.「あなたにとって、お父さんはどんな人？」

聡子「優しい人、話が分かる人、でもお母さんは……うーん……いやな人、関わりたくない人。実は、東京に行ったのも母から逃げるためだし、関わると怒りが出るので、会いたくない人……」

Dr.「そうか、問題ありそうだな。まあ最初だから、検査してきてくれないかな、脳波とレントゲンと血液検査。いいかな」
聡子「どうして検査するの？」
Dr.「心の問題か、身体的なことか、きちんと区別したいから」
聡子「分かりました」
このような会話の後、検査が終わり、再度診察することになる。
Dr.「（胸部のレントゲンを診ながら）以前、少し肥っていたことあり？」
聡子「分かるんですか？」
Dr.「分かるよ」
聡子「ごまかしできないんだ！」
Dr.「脳波では、内弁慶で怒りを堪えているようなスパイクが出ているよ。いつも自分の感情を抑えるのに苦労しているとか」
聡子「そうです。本当のことが言えないんです。いつも気をつかっているんです」
Dr.「そうか、病気を治すなら、自己変革が必要かな」
聡子「自己変革？」

Dr.「自己表現ができ、言葉をきちんと話し、生きがいを持つことかな」
聡子「そんなこと、できるんですか？」
Dr.「できるできないでなく、自分がするしかないんだよ」
聡子「私、やれるでしょうか？」
Dr.「自分がしなくて、誰がするの？」
聡子「はい。どうすればよいのでしょう？」
Dr.「きちんと認知療法をして、自分を知ることかな」
聡子「自分を知ることなんて、できますか？」
Dr.「主体性のない言い方ばかりするね。まず、できるできないから、自分がするか、しないか、の言葉に変えて欲しいな」
聡子「むずかしい！　考えてみます」
Dr.「いいよ、いつでも。納得して治療することだね」
聡子「今すぐにも入院可能ですか？」
Dr.「今は満床だから、少し時間待ちになるかな」
聡子「では、予約します」

Dr.「分かった。できるだけ早く入院可能にするよ」

❇罰点がつく入院規則

隆も聡子もこうして入院を決意したのだが、実は青春期内科には他の病院と違って、かなりきびしい規則がある。

例えば起床は七時。その時間に起きていないと罰点がつく。間食は禁止。親からの差し入れも禁止。見つかったら罰点がつく。指定された場所以外で喫煙したら罰点。夜の消灯時間は二三時。それ以降テレビなどを見ていたら罰点。二三時以降病棟を抜け出したり、無断外泊したら強制退院……という具合である（詳しくは36ページ～）。

ナースステーションのわきに罰点表が貼ってあり、そこに点数がつくようになっている。二〇点までは許すが、それを越えると強制退院の対象となる。ただし、入院して一週間だけは、生活に慣れる期間として罰点はつけないことにしている。

こうした一見きびしすぎるとも思われる規則を若者たちに課すのは、彼らのそれまでの生活があまりにルーズだからである。社会生活は、自分にきびしくないとやっていけない。しかし彼らの多くは時間にルーズ、自分にもルーズ、食事時間も決まっていない。夜遅くまで起きていて、朝起きない……。要するに自己管理が全くできていないのである。この自己管理がしっかりできるようになると、病気も治っていくということから、青春期内科では回復へのプログラムに加え、あえてこのようなきびしい規則を設け、自己管理ができるようになることをめざしているのである。このため、入院時には本人と親にきっちり誓約書を書いてもらう。

「規則を破る人、万引きをする人、自分の治療を怠惰にする人……等は、強制退院させられてもかまいません」

といった内容で、これに署名できない人は入院させないことにしている。

こうした規則の中でいちばん違反が多いのが間食である。見つかった時は罰点一点、私が見つけた時は一度に二点つく。この違反をするのはとりわけ過食症の子に多い。

人間にとって、最も大切なのは「食行動」であるというのが私の持論だが、入院してくる若者を見ていると、この食行動が最も崩れている。家庭でも食事の時間はデタラメ、彼らは食べたり食べなかったり。そして特徴的なことは、ルーズな人間ほど間食が多いという実態である。食事は楽しく食べて命の大切さを知る、これが人として健康に生きる基本ではないだろうか。

ただ若者のたちの中には、入院してからこうした規則の多さに驚き、また、はじめて家から離れて淋しく、一人ベッドにいることに耐えられなくて、三日ともたず病院を去るというケースもなくはない。しかしそんな若者でも必要に迫られ、再度、あるいは再再度入院して、やっと治療する気持ちになるという人もけっこう多いのである。

◆入院規則（罰則が適用される項目を中心に紹介。その他は略）

入院中は、一般社会と同じく、青春期病棟での規則を守って頂きます。規則違反の場合は、違反の程度に応じて、罰点ないしは強制退院があります。

1、起床

6：55＝モーニングコール（患者の有志による）

7：00＝起床。次に行動ができるような服装に着替えること。

7：00～10：00＝一定のリズムをつくるために起きておくこと。ベッドに寝ているか横になっているのを見つけられると、罰点1がつく。罰点21にて強制退院の対象になる。ただし、予め許可を受けているときは、罰点の対象外になります。

2、食事

スタディングルームにて、左記の時間内にします。

朝＝8：00～9：00

昼＝12：00〜13：00
夕＝18：00〜19：00
＊朝食はできる限り摂取してください。
＊病院の食器を室内に取り込まないでください。（罰点1）

3、間食
＊食事時間以外での間食を認めていません。（発見しだい罰点1）
＊砂糖入りのコーヒー、ジュースを認めていません。

6、帰院時間
＊20：00帰院完了（帰院できないときは必ず連絡のこと）
＊この時間に3回遅刻すると強制退院の対象となります。

7、消灯時間＝21：00
（1）消灯後、無断で病棟を抜け出すと罰点1。
（2）23：00以降、枕灯及びTVをつけていると罰点1。

（3）23：00以降、病棟を抜け出すと1回で強制退院の対象となります。

11、タバコ
＊指定された喫煙場所以外で喫煙した場合、罰点2。（1本に付き）

12、騒音
＊21：00以降、他室訪問したり騒がしくしたりすると、部屋全員に罰点1がつきます。

15、外出、外泊
＊外出、外泊するときは前もって外出（泊）願い用紙に記入し、朝、主治医が病室巡回時又は、インタビュー時に許可を得て、ナースステーションに提出し、外出（泊）ノートに記入して外出（泊）してください。外泊は原則として試験外泊以外認めていません。
＊無断外泊は、原則として強制退院です。

16、インタビュー、集団療法

＊どちらも3回不参加にて強制退院の対象となります。

17、電話

＊3分以内にしてください。
＊10分以上かける人は罰点1がつきます。
＊携帯電話は病院の医療機器に影響がでることがありますので、ご遠慮願います。

18、その他

＊患者間のお金の貸し借りは厳禁です。
＊患者間のお土産、お菓子の交換も厳禁です。
＊けんかした場合、双方に罰点がつき、3回で強制退院の対象となります。
＊他人のベッドに上がったり、腰掛けたりしないでください。（罰点1）

〔罰点について〕

本来、罰点をつけるのに、とても疑問を持っています。若者の中には他人に迷惑をかけるのを何とも思わない人がいます。罰点をつけることで注意を喚起し、それでも修正しない人には、罰点の数により、強制退院をしてもらう仕組みにしています。

第Ⅱ章 治療への第一歩・認知療法

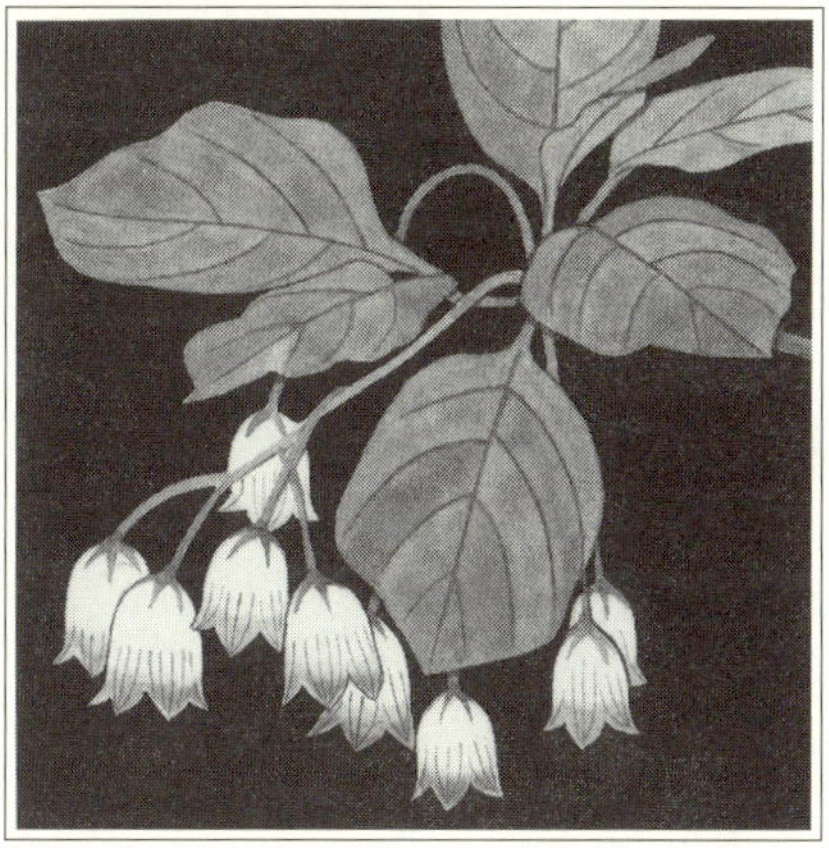

サラサドウダン

〈1〉「心」を形成する三つの要素

❇「存在感」の欠如

昔から、若者の問題行動は、反社会的行動と非社会的行動の二種類に分けられるように思う。反社会的行動とは、殺人、暴力、万引き、薬物乱用（シンナー、麻薬など）など。非社会的行動とは、心身症、神経症、自殺未遂、リストカットなど。一見、対極にあるように思えるこれらの現象だが、その根っこは同根ではないかと、私は思っている。その同じ根っこ、共通点とは、「存在感の欠如」である。

子どもの頃は、だれもが自分の存在感など気にせず過ごしている。ところが、二次性徴が始まり、自我が芽生え始める頃から、人は、ハタと自分の存在を問い始め、自分を確かめたいと考えるようになる。親は、友達は、社会は、本当に自分を必要としているのだろうか？――と疑問を持つようになる。

その存在感を確かめる象徴的な例が恋愛である。恋愛をすると、多くの人は自分でも信じられないほど、大胆かつ思わぬ言動に出るものである。それが、お互いの存在感を誇示する言葉である。例えば、「好きだよ、きみがいなくなったら、ぼくは生きていけない」とか、「たとえ火の中水の中、あなたといっしょなら怖くないわ」など。これはお互いの「存在感の確かめ合い」であろう。

この「存在感」をきちんと持っている人は、世間や家族を騒がすようなことはほとんどないものである。しかしこの「存在感」が、仮に家庭でなくなったらどうだろう。学校でなくなったらどうだろう。自分で自分の存在を確かめたい、他人にもアピールしたいという思いが、さまざまな行動、言葉に出てくる。それが時に反社会的であったり、非社会的であったりする。人を殴る、薬物に走る、あるいは頭が痛い、お腹が痛い、下痢をする。あるいはリストカットをすることで、自分の存在を誰かにアピールするような行動になる。

この後者を、「心身の病」と言うのである。そしてそれは一人、自分だけの範疇にとどまらず、多くの人を巻き込むことになっていく。

では、この「心身の病」とはどこから生まれるものなのだろうか。

「心身」の問題を考える場合、そのキーワードになるのは「心」である。「心」とは「知性」であると言う科学者もいる。「知性」には、言語学的知性、絵画的知性、音楽的知性、数学論理的知性、運動学的知性、感情的知性、空間的知性などがあり、その統合されたものが「心」であると考え、この七つをうまくハーモナイズさせれば心がフィットする。フィットできない時、身体化すると言われている。

しかし実際の臨床の場で、病気の診断・治療を行う場合は、この分類法では使いにくいので、私は、心身症の「心」とは、まず第一に「言葉」、第二に「感情」、第三に「生きがい」ととらえることにしている。

※言　葉

いうまでもなく、言葉も感情も「自己表現」の手段である。小さい時から自分なりの表現を持っていれば、若者は心を病むことはない。ところが往々にして言葉を持てない子がいる。多くの若者は、自分とは何者か、どう考えているのか、言葉で表現できないようである。その一例が先に紹介した親子の初診時のやりとりであり、隆との会話である。

しかしそれらは決して特別なケースではない。親たちの話が一段落した頃、私は、若者に言う。

「お母さんはきみのために一生懸命、話してくれている。しかしきみ自身はどうかな？

自分の状態を言葉にすることは、むずかしいよね。でもきみの言葉で聴きたいな」と。この言葉に、若者は敏感に反応してくる。親が言っている言葉は、自分の話したいこととは違うのだ、と。そこで、若者は、この先生には親の言葉だけではわかってもらえない。自分の今の状態を理解してもらうには、自分の言葉で話さなければならないと考えるのである。この「自分の言葉で話す」ということが、「心」を育むのである。

❇感　情

「心」の第二の要素は「感情」である。感情には陰性《マイナス》なものと、陽性なものが存在している。陽性の感情は喜びや楽しさであり、この感情は自他ともに快を与えるため、大きな問題にはならない。ところが陰性の感情は、ささいな言葉、態度に敏感に反応するため、それが抑圧されると身体に出たり、衝動的な行動に出る。

例えば、幼少期には言葉と同時に感情も学習させられるが、言葉を発することを許されない子どもは、必ずなんらかの形でその感情を発する対象を探すものである。思い通りにならない時に、お菓子類を食べる、近くのものを殴る、泣きわめく、乱暴するといった形で、満たされない分を埋め合わせる手段がとられるのである。

若者の中にも、そうしたケースはしばしば見られる。怒りを言葉で表せないことで、人を殴る。また淋しかったり苦しかったりすると、呼吸が苦しくなったり、手足がしびれたりする。感情は、それをうまく表現できないことで、身体化するのである。どうして怒りがあったのか、なぜ淋しいと思うのか。感情が身体化したり、行動化したりしているなら、その原因・誘因になるものを探ることが必要となる。

❇生きがい

三番目の「心」というのは、「生きがい」である。生きがいと言うと大げさだが、いま現在、目の前に課題がある人は、今を十分生きることができるものである。しかし生きがいをもたず、いま何をしてよいかわからないという人は、当然のことだが、自らの中に生きている証を求めたくなり、それはしばしば、心身の病気をつくり出したりする。

この生きがいには、先に挙げた七つの「知性」がからんでくる。その一つがスポーツであったり、絵を描くことであったり、音楽であったり、つまり何かに熱中できるということ――心身の治療をしていく上では、そうした「快」につながるものを見つけ、生きがいにすることがのぞましいのである。

こうしたことから、私が治療のポイントとしてまず若者に求めるのは、自分の思いを自分の言葉できちんと表現できるようになること。一方、感情については、怒りがあるとしたら、なぜその怒りがあるのか、淋しいなら、なぜ淋しいと思うのか、その原因を考えると同時に、その感情をしっかりと表現できるようになること。そして最後に、熱中できるもの、つまり生きがい。この三つが持てたら、若者の病気は治っていくと、私は考えているのである。

〈2〉認知療法とは何か

❋言葉の訓練から始まった隆くんの治療

さて、親から離れたい、自己変革したいということで入院を決意した隆のことだが、彼はその後、順調に回復していった。

身体的には、自律神経の緊張があるのと、下痢・腹痛のため、安定剤と腸の調整剤を使用することにした。そのうえ、体がなまっているので、運動療法として、入院の若者たちに義務づけているショートコースを毎日歩くことにした。これは、景色の良い津屋崎の海、町、丘をめぐる一時間の散策コースである。

心の問題で基本にしたのは言葉の学習である。自分の思いをきちんと話せないので、それを日記風に書いてもらい、その書いたものを面接の際に言語化してもらうことにした。そこで読みとれたのは、それまで感情そのものもかなり抑圧されていることであった。これは、隆が幼少の時から親に言葉を奪われ、何かしたい時も、親のほうが先に隆のやりたいことを察知し、先回りしてあれこれ手助けしたため、言葉も行動も感情も出せなくなってきた結果であろう。

生きがいについても、本人の意思とは関係なく、親の職業を継がせたいとの願望から押しつけられたもので、もし隆が父親から、医師とはどんなものか言葉を通して語られ、それが尊敬に値する職業であると納得できていたら、ここまで混乱しなかった可能性がある。ところが現実には、仕事そのものや患者に対する愚痴を日常茶飯に聞かされ、医師という職業にかなりゆがんだ先入観を持ってしまい、医師をめざすことを生きがいの一つとして抱けなかったのである。

人間関係にしても、相手の気持ちを察するという点が弱く、何を話してよいか分からず、相手の思いを邪推、憶測することが多く、その結果、友達とも良い関係がもてずにいた。

この改善のためには、事実をきちんと見る訓練が必要である。これは、一つのテーマをめぐって何人かでディスカッションする「小集団療法」（このすぐ後に述べる）に参加することで、相手の言葉、自分の言葉に敏感になる訓練（主語を自分のことばにする。自分が考えたこと、頭にひらめいたことを、人のことを気にせず、そのままことばにする）を重ね、新しい人間関係の基礎を学んでいった。

将来については、当面、学校は休学し、医師という職業でなく、もっと自分で納得できる、自分に合った仕事を見つけるために本を読むこと、さらにいろんな職業に携わっている人と会って話を聞くことで将来を考え直そうと努力し始めた。

問題は、決断力である。いわゆる自立心ができていないので、自分に自信がもてず何事に対してもためらいがちで、決断するということができずにきた。その援助のために、自立の条件を課すことにした。

まず、誰とでも対等な意識をもって話せる人間になることである。隆は劣等感が強く、話そうとすると必要以上に緊張する。特に同年代の仲間と話ができない。そこでまず、「小集団療法」の時間を通して、人がどう考えるかといったことに気をつかわず、自分が思ったことをそのまま口にさせる訓練をさせた。相手の目を見て、きちんと聞くこと、疑問があればそれについて教えてもらうつもりで聞くこと。このような訓練と同時に、親との関係も、それまでは朝は起こされ、食事をすることも学校に行くことも親の指示のままだった生活を改めさせ、身の回りのことはできる限り自分でする、病気のことについても私を介してでなく、自分の口からきちんと親に話をする。自分で考え、自分のことは自分でやり、ありのままの自分を認めること、また失敗があったら、その原因をさぐらせ、修正すること、人の気持ちを考えること……。

このような治療をすることで、次第に隆は自分を取り戻していった。一度、自分がどんな人間かを知るようになると、若さがものをいう。自己を取り戻すのはもう時間の問題となった。

❇小集団療法

ところで、先に触れた「小集団療法」である。これは、一つのテーマをめぐって何人かでディスカッションするもので、入院患者には週三回（うち二回は希望者）、治療のプログラムの中に組み込んでいる。（次ページ、青春期内科週間スケジュール参照）

◈青春期内科週間スケジュール

	月	火	水	木	金	土
午前	個人面接 運動(患者)	集団療法 運動(患者)	外来診察 運動(患者)	個人面接 運動(患者)	小集団療法 運動(患者)	陶芸
午後	外来診察 運動(患者) レクリエーション	親面接 フィンガーペインティング	小集団療法 運動(患者)	外来診察 運動(患者) レクリエーション	親面接 フィンガーペインティング	

※上段はドクターの診療、下段は若者たちの自主的な行動。

■運動はウォーキングが主であり、ショートコース(約1時間)、ロングコース(約2時間半)がある。親の面接は完全予約制であり、突然病院に来て面接を求めてもお断りしている。

■水曜日の小集団療法は患者たちから問題を提起してもらう。金曜の小集団療法は医師からの問題提起であり、人間関係のあり方についての話が多い。

■レクリエーションは近くの体育館を借りてバトミントン、バレー、バスケットなどして、自由と規律と放縦の違いを学習することにしている。

中でも火曜日午前中の「集団療法」は全員強制参加を義務づけており、一つのテーマをめぐって一時間半、みんなで討論をする。

テーマはその時どきに応じたもので、若者たちに関心のある「愛とは何か」「性とは何か」「生きるとは何か」などに始まり、時に、病棟で起きたけんか(注・集団生活の中ではさまざまなことが起きる)をめぐってであったり、規則破りや万引き事件をめぐって、どうしてこんなことが起きるのか、といった問題だったりする。

若者たちの中には、学校へ行け

ない子、教室に入れない子などがいるので、当然、最初はこのディスカッションを嫌がる。しかも開始はきっかり九時、遅刻は許されない。これまで昼夜逆転、家でダラダラ生活してきた若者たちには非常にきびしい要求である。

しかし、すでに述べたように、この時間は全員強制参加、三回出席しなかったら強制退院させるという約束になっているので、皆いやいやながら出てくる。そんな若者たちに、私が常々言っているのは、「もし、その場で症状が出るなら、出していい」というより、「集団療法で自分の症状を出しなさい、その方が治療に役に立つよ」ということである。

例えば、過呼吸を起こす子がいる。胸が苦しくなり、手足がしびれてひっくり返る。皆ビックリして何とかしてあげようとするが、私は「放っておきなさい」と指示する。よく学校の保健室などで、ビニールをかぶせて呼吸を調整させるといった対応をするが、ここではそれは過保護、そういうことをすればするほど症状が出るのを正当化し、以後、何回も繰り返すことになる（もちろんそれは、こちらが診療に十分責任を持っての上でのことである）。

結局、誰も手を出さない。本人も、人が助けてくれないということがわかると、自分で止める以外ない。しばらくすると、症状は止まってくる。

下痢についても同様、「下痢になりそう」と訴える子がいる。

「いいよ、トイレへ行って。終わったら戻っておいで！」

そう言ってやる。要するに「逃避する」ことをやめさせるのである。

そして、そういう場面を他の若者たちが見ることもまた大事なことである。もし同じようなことが起きたら、自分もこのように対応されるんだ、自分のことは自分で処理しなくてはならないんだ、という心構えをつくってもらうのである。

その後、ひとしきりして落ち着いたところで、「みんな、どう思った？」と問題を投げかけてみる。本人は「恥ずかしかった」とか、「みんな嫌に思ったのではないか」などと気にする発言をするのだが、周囲のみんなは、「症状だからしようがないんじゃない」などと案外冷めた発言をしてくれる。そういうやりとりを通して、症状が出ようが出まいが自分の人格そのものには関係ないんだということを学習してもらうのである。

❇あえて「症状を出す」

このあえて「症状を出す」という行動は、「認知療法」もしくは「認知行動療法」と呼ぶもので、私の治療の大きなハシラとなっている。つまりロゴセラピーの基本である。

例えば、摂食障害で過食という場合、ほとんどの人は無意識に食べている。食べたいならもちろん食べていい。しかし、無意識というのは困る。自分はいま食べているんだという意識を持って食べてもらいたいのである。

過呼吸についても同様。これは、症状を持っているか、それに近い状況の人、ないしは自己暗示性の強い人であれば、起こそうと思ったら自分で起こすことができる。人から何か嫌なことを言われた時、自分で意識的に息をハアハアやったら過呼吸が起きる。しかし、それは自分で意識して出したことだから、意識して止めようと思えば止められるはずである。つまり「出そうだな」と思ったら、自分で出す。「出そうだな」で、「出てしまう」ではダメなのである。

このように「症状は自分でつくり出せるんだ」ということがわかると、気が楽になって、逆に症状が止まる。そのうち自分で症状をコントロールできるようになる。何でも自分の意思で行動に移すというのが、外来でも入院でも治療の基本なのである。だから私は、「明日試験があって不安、何か起こりそう」と心配する若者にはこう言う。

「これから起こることはすべて経験のないことで、誰も予想なんかできないし、不安なのは当たり前、誰だって不安なんだよ」と。

恐怖症とかパニックの場合も同様で、意識的に症状を出させることで、過去のどういう時にパニックが起きたかということを本人がハッキリ認知してくる。それで、今後そういった時には、あえて自分で体を緊張させて、パニックの状態を出すように体の構えをつくってもらうのである。しかし、症状を出すのは苦しいことだから、最初は誰もが嫌がる。しかし、意識的にそれをやっていると、回復は間違いなく早い。ただし、治療としてはかなり強烈な方法である。

このような強烈な治療方法をとるため、入院はもちろんだが、外来についても、前に述べたように、親に言われてしぶしぶ来院、もしくは入院したのでは困るのである。外来で、私が本人に対し、くどいほど「本当にきみ自身、治療したいと思っているのか」「治療意欲があるのか」を問いただすのはこのためである。

この「症状を出す」という点で、「パニック障害」の診断名がついた聡子さんのその後を紹介しよう。

❇過去に起きたことを整理し始めた聡子さんの治療

できるだけ早く入院可能にすると約束した聡子は、二週間後に入院してきた。

聡子は「パニック障害」であった。この手のパニック障害は、症状をなくすように努力するより、症状を出させ、症状を自分でコントロール可能にすることのほうが良いと考え、症状を出すように指示した。そして症状が出た時、何を考えていたか、その時の感情を書かせるようにした。

彼女は、症状を出す時にいつも同じようなことを考えていた。それは、数年間つき合っていた男性のことである。自分が彼から否定されているのを心の奥に感じていて、怒りを持ち、頭にきて、交感神経が緊張状態になるようである。その結果、全身の筋肉が緊張して、四肢のシビレ、呼吸困難、動悸などの症状が出るのだった。

聡子は、症状の誘因となる話題になると、固く口を閉ざしてしまうのが常なので、しばらくこの話題は避け、話ができるようになるまで待つことにした。

あるとき偶然、全身のシビレに苦しんでいる聡子に出くわした。何か自分を責めているような状態であった。そこで、何を考えたのか、何を感じたのかを聞いた上で、息をしっかりはき出すように指示した。この指示以来、聡子は、私に対し、心を開き始めたようである。今まで、どのお医者さんにも打ち明けていない問題があると言いながら、次のような話をしてくれた。

「私ね、彼の子ども、堕ろしたの。今まで症状が出るたびに、それは逃げの一つだと言われてきたの。でも、先生に、あえて症状を出すようにと言われて、少し気が楽になったの。たぶん持続的に自分を痛めつけたいのだと思うし、彼のことを忘れたくないのだと思う」と。

聡子は、自分からこのようなことを話し出し、これから過去のことを整理しようと思っていると言った。今まで症状の背後にあるものが怖くて仕方がなかった。しかしそれを文字にすることによって、自分を冷静に、客観的に見ることができるようになり、過去のことは過去のことと考えることが、少しできるようになったとも言った。

つまり彼女は、過去の嫌な出来事に呪縛され、それがあたかも現在の出来事であるかのように思え、過去と現在がごっちゃになって、自分を責めることになっていたのである。

自分を苦しめていたものの認知ができるようになると、過去、現在、未来の区別ができるようになる。聡子の残された課題は、今を精いっぱい生きることで、楽しい未来がつくれるのだということを信じられるようになることである。そのため、過去の整理とともに、彼女が取り組んだのは、呼吸法、運動、食事のあり方など、規則的な生活をつくっていくことであった。

❇〔症例③〕パニック発作に苦しむ幸子さん

意識的に「症状を出す」という点で、もう一例、象徴的な事例を紹介しよう。パニック発作に苦しむ幸代さん（16歳）のケースである。

幸代「先生、昨夜も心臓が痛くなり、呼吸が苦しくなって、全身が硬直しました」

Dr.「そうか、苦しかったね。今度はどんな原因だった？」

幸代「昨夜、テレビを見ている時、友だちから携帯に電話があり、車で事故って大変だって。それを聞いている途中、呼吸が苦しくなって、パニックになったみたい」

Dr.「何を考えたの？」

幸代「父の死んだ顔……うーん、また、なりそう、先生……」

Dr.「今は大丈夫だよ」（手を握ってあげる）

Dr.「そして、どうしたの？」

幸代「いつも先生が言ってくれるように、『今は大丈夫』と言って、自分に言い聞かせたんですが、だめで、発作になってしまいました」

Dr.「そうか。自分なりに少しパニックの原因と対策がわかってきたみたいだが。で、感情はどうだったの？」

幸代「やはり、急なことで、恐怖でいっぱいでした。でも、前ほど長く続きませんでした」

Dr.「よかったね。少しでも楽になって」

幸代「はい」

幸代は、二人姉妹の妹。姉は大学を卒業して会社員、精神力の強い人で、彼女とは反対のタイプだという。

母はパート・アルバイトで、薬剤師をしている。どちらかいうと姉と同じで、あまりものにこだわらず、ほがらかな人である。幸代は、母親べったりになりたいが、どうも壁があって甘えることがむずかしい。

父親は営業マンで、仕事一筋に生きてきた人であるが、幸代の高校入学の年の五月に自殺してしまっている。子どもとの関わり合いは薄く、幸代も他人のように思っていたようである。

幸代がはじめてパニック発作を起こしたのは高校一年生の九月、夏休みも終り、宿題のテストの日のことである。

朝、家を出て高校に行く途中、たまたま目の前で交通事故が起きた。車に乗っていた人は意識がなく、手足をダラーッとさせている。その顔が頭にちらつくのを振り切るように、学校へと急いだ。

教室にたどり着き、友人の顔を見た途端、心臓が高鳴り、呼吸も激しくなり、その場で倒れてしまった。その後のことは記憶になく、気がついたのは病院で、目の前に母の顔があった。頭がガンガンして、痛かった。

その後、何回もパニック発作を繰り返し、いくつかの病院に行ったが、過呼吸症候群だろうという診断で、有効な治療もないまま、青春期内科にやってきたのである。とにかく、本人も、親も、今の状態から抜け出したいと考えていたので、即刻入院となった。

❇発作の四つの要因

入院してからも、夕方から午後一〇時くらいにかけて、毎日のように発作がつづいた。その発作ごとに、幸代に対し、発作の起きる時の思考・感情・行動を克明に記録することを命じた。

はじめは何が何だかわからず、不安と恐怖で自分が死ぬのではないかと考えたようであった。「死にたくなーい」、それがとっさに浮かんだこと（自動思考）であった。感情は「不安と恐怖」。自分が何者かに追われ、どこかに連れて行かれるのではないか、生きていてはいけないのではないかなど、多くのことが頭の中をよぎっていったとのこと。

よく聴いてみると、次のようなことが明らかになってきた。

まず、第一に、九月一五日の交通事故の時の顔であるが、どうもその顔が、高校一年の五月に亡くなった父の顔と同一化してしまって、自分がいたら、いろんな人が死を迎えるのではないかという陰性《マイナス》のイメージをもってしまったこと。いわゆるＰＴＳＤ（心的外傷後ストレス障害）になり、過去に体験したと同じような場面に出会うか、ないしは自分で推測することによって、パニック症状が生じていたのである。

第二に、彼女の中に、父から与えられるはずの強さが欠如していることである。今まで父親を父親として認識できず、他人と時どき同居しているような存在だった。思春期になり、父からいろいろなことを学習しようと考えていた矢先に、父の死と出会うことになった。このことが、彼女の精神の形成にマイナスとして働いたのである。この父の死がきっかけとなって、現実逃避する弱い自分にも気づいたようであった。

第三に、幸代は、夕方になると孤独感が深まり、一人ぽっちだと考え、誰かにかまってもらいたいという願望が出てきている。母も姉も強い存在。自分だけ一人、取り残されてしまったという思いを持っていることである。この思いが、夕方から夜にかけての発作の引き金となっているようであった。

第四に、父の死は、親への不信となり、男性への不信とつながった。この不信が、恋人への攻撃になったりもしている。実際、彼女には恋人がいたが、父親のことがあって以来、それまでの関係もなくなってしまい、彼にも会いたくない状態になっている。

とにかく、この複雑な心を、どのようにして回復していくかは、患者と治療者の相互協力なくしては進まないものである。

❇わざわざ「症状を出す」ことの意味

治療のはじめは、やはりありのままの受容である。動悸、激しい過呼吸、それらの症状は誰にとっても心地良いものではない。幸代自身も、このようなパニック発作を受け入れてはいない。しかし、現実に症状は何度も出ている。この症状の受容から治療の一歩が始まるのである。

幸代に、まず症状は取れるものであることを認識させることである。昼間、人と会話をする時、あるいは遊んでいる時には、症状は出ていない。症状は、思考によって生ずるものであることを納得してもらう必要がある。そして、幸代に、あえてこの苦しい症状を自分でつくれるならつくってみるよう伝えた。

もちろん、本人は最初、そんな苦しいことは嫌だ、まして、それを自分でつくり出して、わざわざ苦しむなんて考えられないと拒絶していた。しかし、症状を繰り返しているうちに、次第に自分で症状を出すことが望ましいと理解し始めてきた。同じ症状が出るのであれば、あるものとして認めることの方が楽なことも少しずつ理解できてきたようである。症状を認めれば、次に、その症状を消すことも可能になる。それが認められない限り、症状は出続けるのである。

幸代は、自分の症状を冷静に見られるようになり、症状の生じる時の自動思考、感情も少しずつ理解し始めてきた。

すると、今まで激しかった症状が、より楽なものになっているのに気づきだした。その原因である父の死も、一つの過去の事実として受けとめることができるようになってきた。それまでは父の話を避けてきたが、やっと自分から話せるようになってきた。大きな、認知の変化である。この認知ができたことは、自己の感情もある程度、変化させることが可能になったということである。

❇ファンタジーの世界から抜け出す

幸代にとって父親の死が恐怖なのは、本当は父の死を認めたくないこと、さらに、父は自殺している、自分もひょっとして同じようにして死ぬのではないか、といった妄想をふくらませていたことにも気づくようになってきた。そしてその恐怖は、自己否定、他者否定の結果、ファンタジーの世界に入り込んだ感情であることも理解できるようになってきた。

だが、頭ではわかっても、感情はついていかないものである。しかし、時間がたつうちに少しずつ症状に変化が見られ、幸代の意思がそれにブレーキをかけだした。

となると、今度は、いま現在の自分の存在、意義を考えなければならなくなる。幸代自身が、どんな生き方をしたいかの問題である。今まで考えていなかったこと――今、自分は何をすべきか、そして、将来はどんな人間になるのか。また同時に、この社会で生きているとはどんなことか。人に役に立つ人間の生き方とはどんな生き方なのか。幸代自身が、少しずつ解決していこうというまでになってきたのである。パニック障害に込められたメッセージが「生きている意味がない」だったとすると、新たに浮かび上がってきたのは「よりよく生きるにはどうするか」というメッセージだったのである。

自己表現が可能になると、親に何を望んでいるかをきちんと伝えられるようになる。幸代の家族も協力的で、できるかぎり幸代に寄り添うようにしてくれた。その結果、本当の甘えができるようになり、不快な感情から快の感情に変化してきたのである。

一つの認知は、次にまた別の良い認知へといざなってくれる。若者たちは、このようにして症状を克服していくのである。

❇認知療法は治療者と患者との共同作業

「認知療法」「認知行動療法」と呼ばれるこの治療法は、精神療法の中でも、もっとも新しい治療法であり、かつて存在していた精神分析療法などより有効な存在として知られている。

これは、患者さんに一定の理解能力があり、治療者との間に信頼関係ができていれば非常に効果的な治療法で、現在、若者が罹患しやすいうつ状態、摂食障害、パニック障害、ＰＴＳＤなど多くの疾病に有効とされている。

治療にあたっては、患者さんとの共同作業という〝契約〟が必要になってくる。いうならば、この治療は、治療者からの一方通行的なものでなく、患者―治療者の共同作業なのである。治療期間は、できれば三カ月ほどを目安にして行いたいと考えるが、ときには数カ月かかることもある。

治療の基本をひと言でいうと、過去・現在・未来について、きちんと事実を把握する能力を持つこと、憶測・邪推・妄想的事象などはできる限り排除し、正しい事実を認知することである。

例えば、うつ病の患者さんなどは、性格的に言ってもこだわりが強く、取り越し苦労が多く、過去に起きたことについていつまでも「現在」と混同しがちで、さらに将来も悪いことが起きるのではないかという不安を抱きがちである。うつ病の患者さんに限らず、どんな人でも過去のどこかで自分が不利な状況に陥ったり、失敗の経験、失望の体験などがあったりすると、そのことがあたかも現在起きているような気になるし、将来も同じようなことになるのではないかと考え、未来への不安をますます強める傾向に陥りやすいものである。

こうした不安をなくすためには、過去の嫌な経験をきちんと整理し、どこに問題点があったのか、どうすればその問題点を越えられるのかを整理することがまず第一の作業となる。つまり、過去の事実をありのまま、過去のこととしておいておく、そして未来のことは現在の続きであるのだから、現在が何もないならこの現在が未来につながり、未来は自分がつくり出すものであることを認知してもらうのである。そうすることで、未来への不安は次第に消えていくはずである。

しかし、このようなことは先に述べたように一朝一夕にしてなるものでなく、それを達成するには、信頼できる人（医療者）と共同で思考し、共感しあえる関係を築くことが大きな条件となる。

❇過去の恐怖とパニック障害

パニック障害についても、同様のことが言える。

パニック障害は、多くの場合、思考と認知の歪みから生じることが多い。恐怖というのは、思考によってつくられるものである。過去に恐怖の体験があり、この体験に近い事柄に出会った場合、思考回路が自然と過去の出来事とつながり、あたかも現在、その恐怖が起きているかのように思い込むことによって過去の自分になりきり、この恐怖に心身が反応して、パニック発作になりがちなのである。

多くの患者は、過去に起きたことで頭がいっぱいになり、あたかも今、そのことを経験しているかのように思い込む。しかも悩みに悩むため、恐怖はおのずから増幅し、パニックはますますひどくなるのである。そこで、冷静になる訓練――自律訓練とか、深呼吸（それも吸うのでなく、息をはき出す）などをしてもらうと同時に、「悩む」より「考える」ことをしてもらうのである。

「考える」というのは、まず、ある決められた書式の用紙に、発作が起きた時、何を考えたのかを思い出してもらい、その時、浮かんだ考え（「自動思考」という）を書いてもらう。発作という事態、その内容、その時の感情、これらを発作のたびに書き、診察の時にこの記録をもとに話し合いをするのである。

この話し合いを通して、過去においてはそれが恐怖や嫌なことであったとしても、今は何でもないことを自覚してもらい、発作の無意味さを確認してもらうのである。頑固でなく、こだわりもあまり強くない人で、人を信じることが可能な人は、わりと短期間で理解が可能になり、症状は軽くなる。しかし、頑固で形式論理だけでものを考える人は、知的レベルでは理解するが、治療はなかなか進まないことが多い。となると、患者さんの現実と思考が一致するまで、治療者と相互理解をするための根くらべのようになる。

特に、摂食障害の人で、異性にふられ、過去が惨めすぎて性的外傷体験となり、その気持ちをごまかすために過食になり、ついで罪悪感と痩せ願望のため嘔吐癖になっている人など、頭で理解ができても、頑固に自己否定を続ける場合がある。そのような患者さんに対しては、認知のほかに、入院して食事療法と罰則（注・食事をきちんととらないとペナルティーを与える）などの身体にひびく行動療法が必要になってくる。

どの病気にしても、認知をするにはかなりの治療動機と努力、自制心が要求される。したがって、誰もが認知療法がやれるというわけではない。しかしどうにかして病気を克服したいと願う人であれば、この試みは相当に回復の可能性が高いと言える。

❇「認知の歪み」を生む要因

過去の恐怖が、あたかも現在起こっているかのように立ち現れる現象——認知の歪みは、いったいどうして起きるのか。認知の歪みを持ちやすい若者を調べてみると、いくつかの問題に気づく。

〈1〉幼少期の後期、自分を意識し出した頃に直接父親から叱られたり、たたかれたりして、父親への恐怖を抱き、NO《ノー》と言えないタイプ。

〈2〉幼児期に母親が父親からいじめられ、子どもがびくびくして過ごしてきたというタイプ。

〈3〉自分の身の回りのことを誰かにやってもらうことに慣れたため、自分の生活体験が少ないタイプ。

〈4〉家庭内で、推測、憶測、邪推の会話が多いタイプ。

〈5〉過去に親しい人の事故とか、死に出会って、今度は自分ではないかと思い込んでいる人など。

〈6〉その他、思い込み、取り越し苦労の多いタイプ。

❇パニック障害になる人と、ならない人

パニック障害は、多くの場合、思考と認知の歪みから生じることが多いと述べたが、多くの症例を診ていると、パニック障害になる人と、ならない人がいることがわかってくる。

自律神経には、緊張した時に、優位になる交感神経と、リラックスしている時に優位になる副交感神経があるが、パニック障害はその交感神経が過緊張になった時に生じるもの

である。交感神経は大脳、大脳辺縁系、視床下部、脳幹を通して全身くまなく血管のようにはりめぐらされている。これが過緊張になることで、症状で言えば、頭痛、めまい、ふらつき、咽頭の違和感、呼吸困難、動悸、筋肉の硬直、しびれ、温感、冷感など、全身のどこにでも出現し、特に、どの神経がどのように働くか、神経学的には説明できないケースも多々ある。

人は、不安とか、恐怖に直面したり、直面しそうになると、身体の防御組織が反応し、自分を守るようになっている。この防御組織が、感情と直結しているのである。

乳幼児期に、きちんと保護を受けていない人とか、毎日のように恐怖を経験しているとか、いつも怒りをもったり、苦しみもがいたりしている人は、ふだんから身体は交感神経優位になっていて、症状に変化しやすいのである。

例えば、大きな地震・交通事故などに遭遇していても、ただの事件と思える人と、そうでなく、後々まで後遺症として残る人がいる。一つの条件に対しても、対応が変化して病気になる人と、ただの反応と考えられる人とがある。

病気になる人は、どちらかと言えば、感情が不安定で、怒り・苦しみ・恐怖を持ちやすい人が多いことは証明されている。また、思考も深く関係していて、過去を何度も何度も思い返す人、物事を悪いように悪いようにしか考えられない人、考えるより悩む人なども、どちらかと言うと、病気になる可能性が多くなる傾向にある。

これらがどうしたら病気にまで発展しないですむかは、また後半の章で述べたいと思うが、ここでハッキリ言えるのは、思春期から青年期に出現してくる病気は、どのような生育歴をたどってきたか、その結果であることはまず間違いないと言えそうである。

第Ⅲ章

若者が受け取る陰性《マイナス》のメッセージ

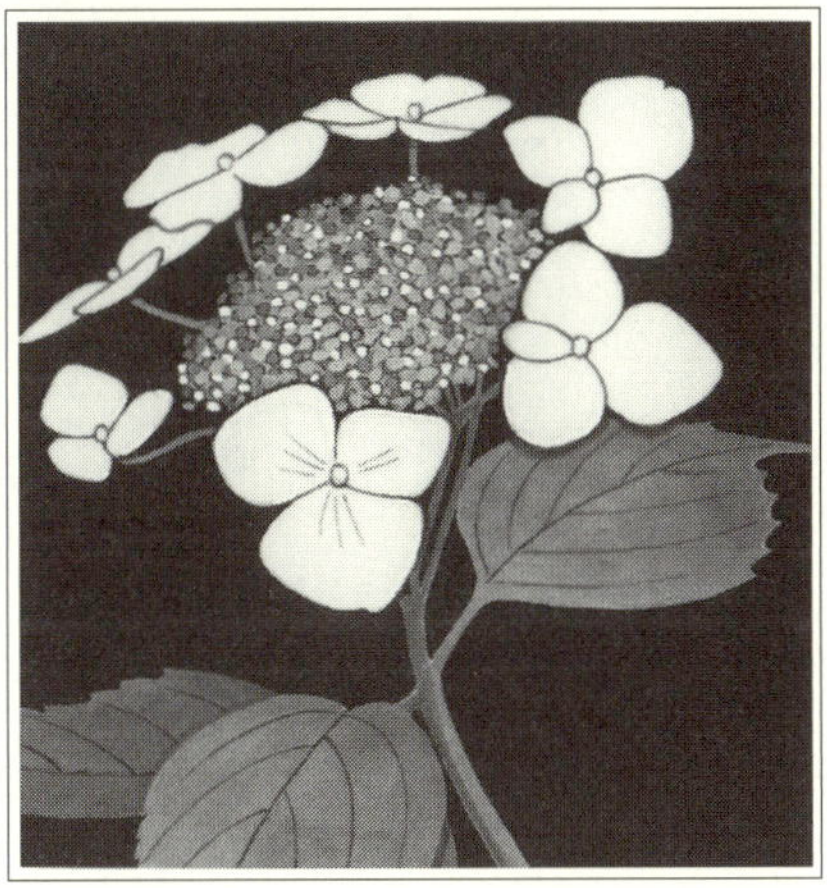

ヤマアジサイ

❇生き方メッセージ

心身の疾病を見ていると、感情を言葉で表現することがどんなにむずかしいかがよくわかる。若者に限らず、すべての年代の人がそれぞれ生きがいをもって毎日を楽しく過ごしていれば、生きていることにことさら疑問など抱くこともないであろう。

ところが、疾病にかかっている人を見ると、怒り、寂しさ、哀しみ、苦しみ、劣等感など、たくさんの不快な感情を抱えていることが多い。この不快な感情が病根となる。その感情とは――怖い、怒り、悪、無視、敗北感、脅し、不安感、不信感、不幸感、罪悪感、疲労感、絶望感、失望感、混乱、悲哀感、恨みなど多種多様にわたり、しかも混在している。これらの感情を上手に表出し、きちんと自己表現できれば、かなり楽になるであろう。

特に疾病との相関関係が強いのは、怒りの感情である。

病棟で若者たちと接していると、こちらがあたりまえだと思っていることにも怒りを覚えていたり、逆に怒りを抑圧させたりしているのが手に取るように感じられる。その若者たちに、「どうしてそんなに怒るの?」と聞くと、「自分の思い通りにならないから頭にくる」と言う。そこで私は、「頭にくるというけれど、何が頭にくるのか、教えてくれないか」と言ってしばらく待つ。

こうして考え直してもらった末、原因や誘因が見つけ出せると、怒りを冷静に見ることができるようになり、さらに抑えられるものであることもわかってくる。逆に、怒ってもよい時に怒りを抑圧している者は、その怒りを言語化することで、怒りをためないようになってくる。

もともと、人間の怒りは、生まれたときからすでに存在するもので、感情の中では一番エネルギーの強いものの一つである。うまく利用すれば、自己の向上に有効に作用する。スポーツなどの勝負事がそのよい例であろう。

さて、ここで考えてみたいのは、人が受け取る「人生へのメッセージ」ということについてである。

不思議なことに、仕事に成功した人と病気の人とでは、受け取るメッセージが大きく異なる。このメッセージによって、同じことに取り組んでも、大成功をおさめる人がいる一方、失敗を重ねる人がいる。病気の人の場合は、残念ながら、ちょっとつまずくと、またやってしまった、どうしてだろうと、同じ失敗を繰り返し、落ち込んでしまう。さらに、陰性《マイナス》のメッセージ（それが重なると、その人の持論のようになってくる）から病気になったり、反社会的行動に走るケースも生じるのである。

しかし、もしこの陰性のメッセージ（持論）をきちんと自分で認知し、変革できたとしたら、大きな病気にもならず、人生もそれなりに楽しく過ごすことが可能になるだろう。ところが残念ながら、病気になる人のメッセージはどれも悲観的なものが多い。例えば次のようなものである。

1、私は生まれてきてはいけない。
2、人を信じてはいけない。
3、病弱でなければならない。
4、恐怖をもつことが必要である。
5、親のために生きるべきだ。
6、いい子であらねばならない。
7、勉強のみしているべきだ。
8、遊んではいけない。

9、太ってはいけない
10、成長してはいけない。
11、成功してはいけない。
12、指導者になってはいけない。
13、人を愛してはいけない。
14、仕事をしてはいけない。
15、人と話をしてはいけない。
16、……になるべきだ。
17、子どもであるべきだ。
18、人に従うべきだ。
19、人に知られてはいけない。
20、美しくなければならない。
21、年上に逆らってはいけない。
22、仲良くしてはいけない。
23、失敗してはいけない。

24、その他の否定。

以上のようなメッセージをいくつかを組み合わせて持つようになると、自己否定につながり、人生を楽しく過ごすことがむずかしくなる。患者さんの事例から紹介することにしよう。

〈1〉「生きていてはいけない」

❇〔症例④〕衝動的にリストカットする美穂さん

美穂さんは一七歳の高校生。何か自分の思い通りにならないと感情が不安定になり、イライラして、衝動的にリストカットをする。左腕に真っ赤な血が出てきたら、ホッとして落ち着いた気分になる。そして、しばらくすると、自分はどうしてリストカットするのだろうと思い、これからは二度としないと、心に誓う。しかしその誓いも一週間もするとケロッと忘れてしまい、また同じことを繰り返す。そのことでよく母親を驚かせ、ときに救急車で病院に運ばれたりするのである。

高校二年生の九月には、リストカットした上に、大量の向精神薬を服用し、救急車で緊急病院に運ばれた。今までより激しいリストカットで出血が多く、意識がとぎれていた。その緊急病院からの紹介で、青春期内科を受診したのである。

美穂はこれだけリストカットを繰り返していても、どこの精神科でも心療内科でも、カウンセリングを受けていなかった。母親は、娘のリストカットのことは心配をしているようだが、それほど大変なことであるとは考えていない様子であった。私には、この母親の姿勢が問題なのかも知れないと感じられた。

美穂は非常に人なつこく、屈託のないほがらかな性格に見えた。

❇血をみると安心する

Dr.　「この病院に、どうして連れて来られたかわかっているの?」

美穂「ええ、わかっているつもりです。リストカットを何度も繰り返しているからでしょう」

Dr.　「そうね。どうしてなの?」

美穂「自分でもわかっているようで、わかっていないと思う。これまでももう何回やったか、わからないもの」
Dr.「どうして、今まで病院にかからなかったの？」
美穂「今まで、そんなに深い傷でなかったことと、自分でもまた同じことをしてしまったと思い、今度からもうしない、絶対に……と言い続けてきたから」
Dr.「そう。それなら自分なりにリストカットの理由、わかっているんだね」
美穂「さあ、わかんない。わかっていることは、なにか考えていて頭が混乱して落ち着かなくなり、自分を傷つけて安心したという気持ちがあるみたい」
Dr.「どういう意味かな？」
美穂「血を見ると、安心するの」
Dr.「そう……。で、血を見る前に何を思うの？」
美穂「特に。もう無意識でカッターナイフを持って、左手を切っているの」
Dr.「その前の頭が混乱する時は？」
美穂「その時はどうなってもいいって思う」
Dr.「で、何を考えるの？」

美穂「どっちみち、死ぬのだから」
Dr.「そう。死んでいいわけ？」
美穂「今はそう思っていないけど、その時は確かにそう思うの」
Dr.「生きていてはいけないってこと？」
美穂「よくわかんないけど、そんな気がする」

＊相次ぐ家族の自殺

美穂は現在、母と姉との三人家族。母は神経質であるが、一応、家の大黒柱として、仕事も一生懸命やっている。しかし、なにか投げやりなところがある。

よく話を聞いてみると、おじいさんも自殺し、美穂の父も彼女が小学五年生の時、仕事に行きづまって死を選んでいる。美穂の母が言うには、父と結婚する時、祖父が自殺をしているから、自分は絶対に死なないと約束してくれた。しかし、現実に仕事に行きづまった時、誰にも相談することなく山に入り、首を吊って死んでいた。美穂はこの事実を知った後も、何も思わないことにしていたようである。

美穂は高校二年生の時、ある大学生を好きになり、しばらく親しい付き合いをした。しかし、やがて相手の男性は美穂から離れていった。美穂は寂しくて、毎日泣き暮らした。そんなに泣いても心は晴れることなく、ますます沈んでいく。そして、身近にあったカッターナイフで左腕をリスカしたのである。パンパンに張った腕に切り傷が見え、赤い血が吹き出してきた。その時、痛いというより、妙に快感に似たものを感じた。頭の中では、「やってしまった。でも一回くらいなら……」と思ったが、結局はその後、何度も繰り返すことになった。

❇なぜ「生きていてはいけない」のか？

その後、認知療法をしてみると、自動思考として、「だめだったらリストカットすればよい」ということが、常に浮かび出てきている。美穂の中にいつのまにか、「自分はこの世に生きていてはいけない」というメッセージが入り込んでいるのがわかってきた。どうして「生きていてはいけないのか」を追求してみた。

一つは、もう二代も続いている自殺。自分も自殺するかもしれないという潜在的な不安。

二つ目は、自分の周囲の男は自分を放置して逃げて行く。

三つ目は、母があまり自分のことを心配してくれない。

四つ目は、勉強も面白くなく、将来への希望がないこと、などであった。

美穂はこのように自分を認知したのだが、ではこれからどうするのか。今をどう生きるべきか。そして何より「生きていてはいけない」のメッセージを消すにはどうしたらよいのか。

統計的には、うつ病のような精神疾患は、六〇パーセントの確率で遺伝子が引き継がれる。美穂の場合も、父のことがあって、ある意味ではとてもむずかしい状況であることには違いない。しかし残りの四〇パーセントは環境因子であり、本人の今の状況によって変化するものである。

実際、美穂はこれまで無意識に感じていた、自分が「生きていてはいけない」のメッセージを、今は意識の上に乗せてきている。このメッセージをきちんと自覚した上で、次に、本当に「生きていてはいけないのか」を考えていくことにした。

今まで、父が死んでから、母と姉の三人で生きてきている。もし、自分が本当に「生きていてはいけない」のであれば、とっくに死を選択しているであろう。今のリストカットはむしろ、自分が生きている証を確かめるためのものではないのか。

美穂には、逆に、生きている意味を考えてもらうことにした。となると、最近、男が去って行ったのはどうしてなのか。冷静に考えると、美穂はいつも自己表現をせず、常に相手に依存していた自分に気づいた。もし、自分が相手の立場であったらと考えると、決して好ましい存在でなかった自分がそこにいた。常に、相手まかせで、自分のことも、他人のことも主体的に考えていない自分に気づいたのである。

この自己洞察によって、それまで無意識のうちに自分を縛っていた「生きていてはいけない」のメッセージの根っこが少しわかり始め、自分の人生と積極的に関わろうと考えるようになった。その一つが、高校の授業である。どれもこれも、義務でやってきている。一つくらい楽しみはないものだろうかと考えると、幸い英語が好きであることに気付いた。また、これまでは常に人の顔色をうかがい、行動を決める自分だったが、そのマイナス面を何か利点として生かせないかと考え、思いついたのが老人介護の仕事だった。

現在、美穂は高校三年生、進路を決めなければならない時期である。そこで、専門学校進学を目標に、介護の仕事もしくは理学療法士が自分に適しているのではないかと考えるようになった。

こうして美穂は、やれることから始めてみようという考えを持てるようになった。どっちみち、人間は一度は死ぬのだから、生きられるだけ生きてみようという考えが新しく生まれてきたのである。リスカもやがてなくなっていった。

〈2〉「太ってはいけない」

❇〔症例⑤〕太っている自分を許せない育子さん

育子さんが外来にやって来たのは、高校三年生の一〇月である。身長一五七㎝、体重は三四kg。父は公務員、母は専業主婦、姉は大学生。やはり、父母に連れて来られた。とにかくよく食べるが体重は減少していく。どこか病気があるのでは、との疑問を持った両親が連れて来たのである。

よく食べるのに体重が増えないという母の言葉に、私は少し抵抗を感じた。これは、両親が同席していたのでは本当のことが出てこないなと考えて、「育子さんと二人で話せるように」と言って、両親には診察室を出てもらった。

Dr.「お母さんが、食べても体重が増えないと言っていたが、どういう意味?」(しっかりと、育子さんの目を見て話してみた。)

育子「どうと言うことはない。ただ、母さんは私が吐いていることを知らないだけよ」
Dr.「そうだろうな。どうして？」
育子「母は、体重の増加ばかりにこだわっているの。だから、何も言えなくて……」
Dr.「というと？」
育子「吐いていると言ったら、また叱られるもの」
Dr.「叱られる？」
育子「そう、母はものすごく健康にこだわっていて、残したりすると、ヒステリーが出るの」
Dr.「なるほど、それで？」
育子「母が作った食事以外に、母の前でパンとかお菓子を食べると、母はヘンに安心して、にこにこしているの」
Dr.「そうか。それで、あなたは？」
育子「太ってはいけないと思ってトイレに行き、食べたもの、ほとんど吐いてしまうの」
Dr.「そうか。どうして、太ってはいけないの？」
育子「だって、昔から父はテレビを見ながら、デブの人が出て来たらボロクソに言うの。

『デブの人、どうして悪いの？』と聞いてみたら、『みっともないじゃないかー。一緒に歩く気がしないよ。母さんとも一緒に出かけたくないの、わかっているだろう』なんて言うの」

Dr.「そうか、それで、あなたはどう思うの？」

育子「私も、母みたいに太るの嫌だし、皆から嫌われるのは嫌だし、友達が少しでも太ると、『育子、また太ったね』と言うし、とにかく太ってはいけないのよ！」

Dr.「太ってはいけないか。ずーっと考えているの？」

育子「そう。太っている自分は許せないの」

Dr.「一五七㎝、三四kgか、月経は？」

育子「ずーっと、ないよ」

Dr.「それで、いいの」

育子「いいとは思っていないけど……」

Dr.「いないけど……？」

育子「体重を増やさないと、月経、来ないんでしょう」

Dr.「そうだな。自分の理想の体型は？」

育子「本当は一五七㎝、四四kgなの」
Dr.「それなら少し努力してみたらいいかもね」
育子「でも食事をすると、顔がまん丸になるでしょう。それが嫌なの」
Dr.「いろいろ、条件があるんだね」
こんな会話をして、本人も嘔吐を繰り返したくないこと、月経が来るのを望むということで、入院となった。

❇幼児期から自分を否定されて

入院してから嘔吐はしばらく止まっていたが、一定の食事ができず、売店でパンやお菓子を買ってきては食べるなどの繰り返し、もちろん見つかれば罰点だが、彼女はこっそりやっていたのだろう、ついに体重が二kg増えてしまった。それでも、彼女の体重は三六kg、しかしこれは本人にとって大変なことで、この調子ですすめば一気に五〇～六〇kgになると考えたらしい。
Dr.「どうして、今の自分を認められないの?」
育子「だって、今の自分、いやだもの」

Dr.「どんなふうに？」
育子「自己コントロールできないし、すぐに体重が増えて醜い姿になるもの」
Dr.「コントロールできないって？」
育子「意思が弱いのかな。自分の思った通りに何ごともならないもの」
Dr.「ならないのでなく、しないのだろう」
育子「そう、しないの」
Dr.「どうして？」
育子「昔から、ずーっと自分のすること、全て否定されてきたもの」

育子に限らず、幼児期から親に言動を否定され、ほめられたことのない若者は、ほとんどが自己否定的になる傾向にある。

そこで、育子の場合は、自分の中でほめられることは何かを考えてもらった。しかし、小学校低学年でほめられたことがほとんどないばかりか、いつもけなされていたようである。言葉で否定されることは、その本人への全否定となる。このような場合、否定を肯定にもっていくには、きちんとした人間関係をつくり、自尊感情をつくり、少しくらいだまされても良いという気持ちで他者と対応できるようになることである。

育子の場合はまず、嘔吐・過食も含めて、それが育子自身であることを認知させることにした。しかし、それは認められないと言う。現にあることなのに認められない。となると、現実がなくなり、全てファンタジーの世界、いうなれば、砂上の楼閣である。これでは先に進むことができない。

やはり、いま自分にあること、それをありのまま認めることが不可欠である。それにはもちろん時間を必要とする。人との触れ合いも要求される。彼女は過食しても嘔吐すればすむ、と思いこんでいる。そこで嘔吐の医学的意味をこんこんと説明し、納得してもらうことにした。

嘔吐すれば、体液が外に排出され、電解質異常を起こし、体重も減り、その反動として、血中に脂質が流れ、非アルコール性脂肪肝となり、総コレステロールが上がる。その結果、過食・嘔吐をしている若者の多くは下半身の倦怠感とか、疲労感、また時どき第二胸椎《きょうつい》あたりの痛みを持つ心筋梗塞《こうそく》まがいの状態になる。この時点でやっと、本人が自らの異常に気づき出すのである。ときには、こうした異常感が出てきても病気として認めない人もいる。

❇太っても相手に捨てられない

これは、明らかに「認知の歪み」である。しかし育子は、この異常に気づいてくれた。その後、嘔吐は止まったが、今の体重以上になるのはいやだと言う。どうにかしようと考えている時、少し弱々しいが、話だけはわかる男の子が入院してきた。育子がその男の子と親しくなったので、彼に、女の子は少し丸味のある方が良いことを話してもらった。ドクターが同じことを言ってもきかないが、恋心を誘う男の子の話なら別だ。

長期につき合うことをコントロールしながら、二人の関係を見ていた。すると育子は、その彼と話しながら少しずつ食が進むようになり、体も多少ふっくらしてきた。これは、人間の大脳の仕組みに大いに関係することなのかもしれない。大脳辺縁系の下にある脳幹部に食欲中枢と性欲中枢があるのはよく知られていることである。しかも食欲中枢と性欲中枢は、男性では平行に並んでいるが、女性の場合は、食欲中枢と性欲中枢とは一部分重なり合っている。そのため、性的に満たされることで、食欲中枢も正常に機能するようになり、症状が取れるということではないかと考えられる。

こうして育子は、太っても相手に捨てられないということがわかり、さらにこの頃になると、父親も少し変わってきて、太っていることへの話はしなくなり、ありのままが良いと、考えを変えてくれた。

これらのさまざまな要素が加わって、育子の自己変革の条件が整えられ、少しずつ自己を受け入れるようになっていったのである。

〈3〉「成功してはいけない」

❈〔症例⑥〕何をやってもつきまとう失敗

二三歳になった秀之くんは無気力になって、外来にやって来た。

父は会社重役。母は良家の娘に生まれ、有名女子大を出て父の補佐役。妹は大学四年生で、一流企業に就職が決まっている。

やっとの思いで仕事についた秀之は、自分に与えられた仕事が順調に行って、もう少しでその商談が成立するという時、会社の女性にセクハラをして訴えられ、不眠と無気力になり、外来にやって来たのである。

秀之は、学業も真面目にやり、親からも大いなる期待をかけられ、中学までは上位の成績を維持してきた。友達もたくさんいて人気もあり、高校も県立高校に入る実力を持っていた。しかし入学試験の前日、女友だちの誘惑にのって夜遅くまで遊び、試験当日は遅刻してしまい、不合格になってしまった。

この失敗を反省し、私立高校に入学後は、こんどこそ良い大学に入るぞと、自分の入りたい大学を目標に、人一倍努力した。

母親は、無理をしてまた失敗を繰り返すのではないかと、息子の行動を気にかけながらも励ましていた。一方、父親はどちらかと言うと息子の行動にいつも批判的で、「実力のない人間ほど無茶苦茶に勉強するのだ。そんなに頑張らなくてよい」などと言っていた。

しかし秀之は、前回の二の舞いは繰り返したくないと、脇目もふらず勉強していた。実力テストでは、希望する大学に入れる実力は充分に備わっていた。ところが、いざ入試が近づくと、また自分は変なことをするのではないかと、頭の中が混乱してきた。母に助けを求めたいという思いがどこかにあったが、彼がその代償行為として求めたのは新しい女友達だった。その彼女と、今度こそ良い関係でいきたいと思いながら、不安は的中した。相手の女性にはまりこんでしまい、昼夜逆転となってしまったのである。試験は受けたが、思うような実力は出せず、通るはずの国立大学は落ちてしまった。

結局、私立大学に入学し、今度は普通の成績で良いと思い、体育系のサークルにも入った。時どき昼夜逆転でつまずいたこともあったが、根は真面目できちんとやる方なので、まあまあの成績で父親の関係する会社に就職できた。そこで一年間、みっちりと修行し、営業部に配属され、一人前とまではいかないものの大事な仕事をまかされ、それをやり終えるというその時、会社の美人に手を出してしまったのである。それも、自分にならば必ずついて来てくれると、妙な確信を持って行動した結果であった。

結局、セクハラということになり、上司から責められるハメになり、会社に行こうにも身体が動かず、休みが重なり、病院に連れて来られたのである。

❇美人の女性に助けを求めて

秀之と話していると、幼少時期から父親にいろんなことをしてほめられるのであるが、自分が言ったことに対しては、いつも何かひとこと言われて落ち込んでいる自分があった。

さっそく認知療法に入ると、

Dr.「どうして同じようなあやまちをするのか理解できるかい？」

秀之「わかりません。ただ一生懸命やっていると、どうしても緊張があり、その緊張をほぐしてほしいと心で願うのです」

Dr.「で……？」

秀之「いつも父に叱られたあとに、母がなぐさめてくれたのです」

Dr.「なるほど、それで？」

秀之「小学校も、中学校になっても、何か行きづまると、母に逃げ道を求めていました」

Dr.「うん。で、中学校では？」

秀之「はい。中学二年生頃から、母は、僕が一人前になる必要があると言って、父と同じように拒否的になりました」

Dr.「なるほど」

秀之「で、高校受験の時も、ストレスでいっぱいになり、美しい女の人にのめりこんでしまったのです」

要するに、本人はいつも一生懸命なのだが、いざとなると、それを達成できなくなることがあって、そうなると女の人に逃げ込み、結果的に「成功するな」というメッセージに左右されていることになるのである。

秀之に、どうして女の人の問題でいつも窮地に立たされるのか、考えてみるように指示した。秀之が言うには、中学校までは母親が自分の味方だと思っていたが、高校に入学して以降はどうも違うみたいで、いつも助けてくれるはずの母親が敵にまわったような気がしだしたと言う。そして緊張すればするほど、母親の姿が目に入り、女性の姿と重なりだすのだと言う。

秀之の母は美人である。思い返してみると、どの場合も自分は、美人の女性に助けを求めていたのだと気づいたと言うのである。しかし、そこまでは認知できたものの、現実はきびしく、やはり美人を見ると自分を忘れ、自分の思いとは違った行動をしてしまいそうになるとのこと。

これは私の推測だが、秀之はおそらく母親にきちんと満たされるか、もしくは、彼を受け入れてくれる女性にしっかり受容されない限り、これからもうまくいかないのではないかと思われる。異性との関係は、私たちの予想をはるかに超える複雑でむずかしい問題だと、しみじみ感じさせられた症例であった。

❇陰性《マイナス》のメッセージはどうしてつくられるか

若者たちがこだわり、彼らを苦しめる陰性《マイナス》のメッセージ、いったいこのようなメッセージはどうしてつくられるのであろうか。

一つは、幼児期からの親の子どもへの関わり方である。親のなしえないことを子どもに過剰に期待した時には、子どもは能力の限界を感じて、自己否定的になりがちである。

中でもよくあるのは、学校の成績をめぐってである。親の知能がそこそこであるにもかかわらず、子どもを必要以上に勉強に追い立てた時、子どもは自己否定的になりがちである。

さらに子どもにとって痛手なのは、親が無意識のうちに子どもに対し、望まれない子であることを伝えているケースである。例えば、親の結婚が思いと違い、誰かの強制で行われたものであったり、離婚をひそかに考えている場合など、無意識の意識で子どもに、「あんたは間違って生まれてきたのよ」とか、「あなたが生まれていなければ離婚は簡単だったのに」などとメッセージしてしまっていることが実に多いのである。子どもはそれを敏感に感じとっていて、頭の中にこびりついて離れない。そういう子どもは、他の誰かから「本当にきみ（あなた）が大切なんだよ」と認められなければ、これからの人生を生きていくことができない。

このような症例に接した時、私はまず若者に、どうして自分がそのような考えに固着したかを考えさせる。その後少しずつ、固着のあり方に認知行動療法的なアプローチをしていく。その際、最も重要なのは、親の協力である。

親は、他人のことになるとよく理解するが、自分のこととなると、そう簡単にはいかないものである。青春期内科では必要に応じて「三者面談」を行うのだが、例えば、明らかに両親の不仲が子どもの病に影響しているという場合、私は率直に、両親を前に「新しい出発をした方がいいんじゃないですか」と勧めることにしている。「私たちもそう考えていたんです」ということで、父も母も子どもも三者が納得して、新しい出発をするといったケースもこれまでいくつか経験している。

残念ながら親の協力が得られない場合、若者たちはしばしば同じような反応を繰り返しがちである。その反応とは、自己否定の典型的な形であるリストカット、薬物の大量服薬、万引きなどである。親の気持ちを引きつけるために、あえてこのような行動をして、自分の存在を問いかけるのである。親の態度が変化するまで、また、自分の好きな人が自分の方を振り返るまで何度でも行う可能性がある。

これは、リストカットなどに象徴的な現象だが、本当に死のうとするのでなく、自分の存在を確かめたいのである。たとえ医療従事者がどんなに命は大切だと訴えても続ける可能性が高い。しかし、このような患者さんは、なんらかの形で自分の存在感を感じ出すと、激しい行動はとらなくなるものである。彼女らは、決して自分の身体を傷つけることを望んではいない。前述の美穂のケースで明らかなように、彼女らはリストカットした時、自分の衝動をコントロールできなかったと言う。そして手首を切った後に出る〝赤い血〟を見ることにより、心が落ち着くというのである。

こうした訴えに対し、私は、悲しいことだとは言うが、決して否定はしないことにしている。何度も試みている間に、彼女らは、自分の存在の意味は他人からの承認でなく、自分自身の中にあると気づき始めるからである。このような認知ができてきた時、彼女らの中にまた変化が生まれる。ある意味では、時間の経過がとても重要な要素になる。

そしてもう一つ大きいのが、人との出会いである。信頼できる人との出会いにより、何度となく受け入れられ、受容されることで、自分の思考に歪みがあると考え、納得していくのである。この納得が重なることで、他人のためでなく、あくまでも自分のために自分が変化しなければならないと理解し出すのである。

第Ⅳ章　思春期と性

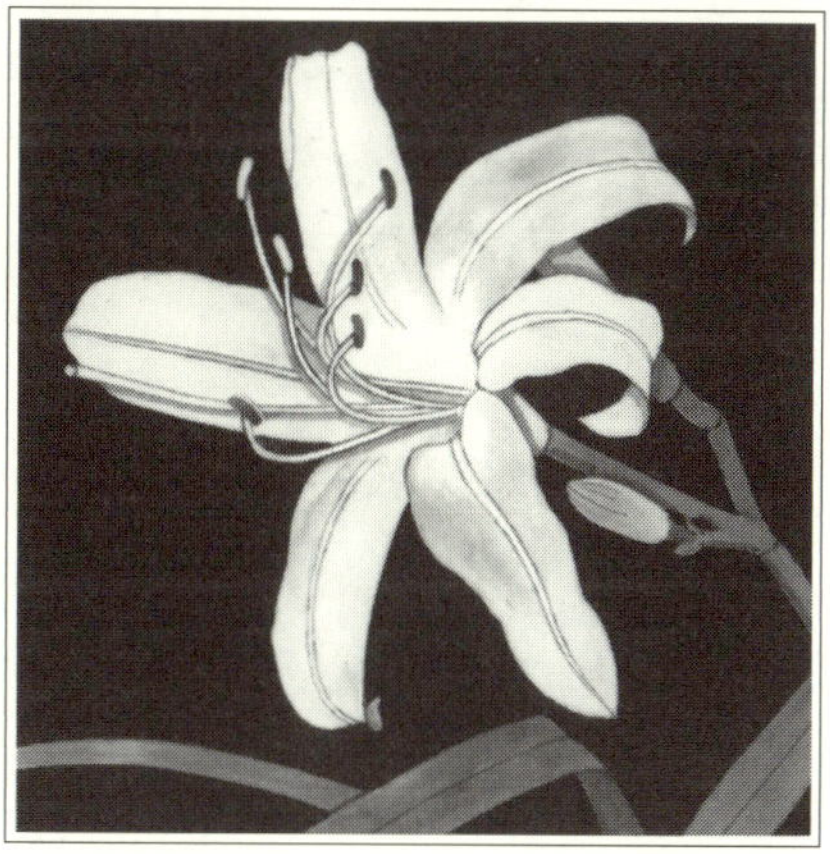

ノカンゾウ

❇心身の病気を持つ若者にとっての「性」

心身の病気を持つ若者の性を考える時は、健康な若者の性を考えるのとは違ったとらえ方をする必要があると思う。心身の病を持っている若者たちの多くは、生きることに何らかの抵抗を持っている。その一つが、自分は望まれてこの世に生まれてはいないということである。また同時に、彼らの親たちも生きていることを心から楽しんでいるというふうに思えないケースが多い。

このように「生」を否定的にとらえているため、「性」のとらえ方にもかなりのひずみが生じることになる。この傾向がこうじて、性を拒絶している若者さえいる。このような若者は、他人に自分の皮膚をさわられることさえ嫌がることが多い。その反面、性を遊びの一つととらえている若者もいるのである。

一般論として言えば、性について、多くの若者が快楽的なものと見ているのに対し、心身の病気をもつ若者にとって、性は、不快なものの一つであることが多い。こうした若者は人との関わりをもとうとしないことが多いため、性に関しての情報源も、雑誌や携帯、インターネットなどであり、それらは時として一方的であったり、間違った知識であったりして、決して良好なものばかりとはいえない。そうした間違った情報のせいもあって、心身の病気をもつ人は、ややもすると、生きることだけでなく性についてもかなりの歪みをもっていると考えた方がいいのではないかと、通・入院の若者と会うたびに思うのである。

とりわけ思春期は二次性徴が出現し、身体的には性器の完成する時期でもある。この身体的完成度に対して心の成長が追いつかず、若者が戸惑いを見せる時期でもある。ここでもまず、症例から考えていくことにしよう。

❇赤ん坊を殺してしまった……

高校になって恋人ができ、すぐに性交までいってしまった。しかし、性格・行動の違いから一方的に捨てられてしまった女の子。こうしたケースは失意に陥るか、同じことを繰り返すかのどちらかであることが多い。

病院に来る人は失意を抱き、男性不信となり、表現しようもない怒りをもち、全身の交感神経が緊張してしまって、わずかな音・言葉・光などに反応してパニック障害になりやすくなっている。または怒りを抑圧し、無気力・無関心で、死を望むなどのリストカット、大量の薬の服用、自殺未遂などがある。このようなケースの場合、個々に、少しずつであるが自分のあり方、他人の見方について再学習させることが必要となる。

中には、性感染症にかかって驚き、病院に来る若者もいる。当然、性交し、相手から感染したに決まっているのだが、どうして病気にかかったかわからないと言う若者もいる。

「性交・キスで、感染するんですか？」と尋ねるので、「どう思う？」と訊き返すと、「そうだよな、感染するよね」という返事。

「じゃ、どうする？」

「病気を治療する」

「それから？」

「どういうことですか？」

「次に、かからないためにさ」

「コンドームするかな……」

「当分、性交しない方がいいんじゃないの？」

「それが、一番いいですね」

「うん」

こんな会話ができる時はまだ気が楽である。中には、望まない妊娠で人工妊娠中絶し、人殺しをしたと、自分を責めている女子高校生がいる。

Dr.「どうして、自分を責めるの？」

F子「自分が、見知らぬ人と関わり合って、未熟だとわかったから」

Dr.「未熟とわかったら、優秀じゃないか」

F子「それはいいんだけど……赤ん坊、殺したこと」

Dr.「え、赤ん坊なの？」

F子「そう！」

Dr.「人間になる前の胎児じゃないの」

F子「人間でないの？　胎児は……」

Dr.「そうだよ。子宮の中でまだ胎児で、三カ月前ならまだ身体が整ったくらいかな」

F子「私は人間と同じと思っていた」

Dr.「一度、胎児のこと、調べてみなよ」

F子「人殺しでないのね」

Dr.「そうだな。推測になるが、もし出産していたらあなたはどうなっていた？」

F子「考えたこともない……。でも、何となく怖い……」
Dr.「だから、あなたはかしこい選択をしたんだよ。要は、もう二度と同じ失敗を繰り返さないことだね」

❇ペニスが立たないんです

また、ある男子はこんな悩みを打ち明ける。
C「僕は彼女から、あなたのペニス、可愛いわねと言われ、ショックです」
Dr.「どんなショック？」
C「小さいと言われたのと同じで、それ以来、ペニスが立たなくなりました」
Dr.「どうして？」
C「多分、劣等感が出てきたみたい」
Dr.「一度、見せな」
C「えー！」
Dr.「えーじゃないよ、見るよ。寝ころんでみな。きみ、何センチあればいいの？」
C「大きい方がいい、一五センチかな……」

Dr.「なるほど、普通じゃないか（さわりながら）。日本人の場合、平均一二・五センチと言われているよ。しかも今、立つじゃないか」
C「先生の前だから安心している。男だし……」
Dr.「そうか、きみはその女の人とはじめて会ったのだろう！」
C「そうです。先生、どうしてわかるの？」
Dr.「わかるさ。まあ、どうでもいいが、女性と性交するまでに自分のこと、相手のこと、よく知り合って何でも話せるような仲になってから関係してほしいな」
C「今後、そうします」

※〔症例⑦〕中絶の後遺症が招いた発作

静香は高校二年生の女子。ごく普通の家庭で、何の不自由もなく育ってきた。夏休みに友だちと旅行に出かけ、旅先で見知らぬ男性と知り合った。相手は優しく気前の良い人で、静香はその日のうちに親しくなり、ホテルの彼のルームで性交した。何の快感もなく、性交についても何とも思っていなかった。

九月、学校が始まり、月経が来ないのが気になったが、遅れているだけと軽く考えていた。しかし、日を追うごとに気持ちの悪さ、吐き気などがあり、友だちに相談したら、妊娠している可能性が大きいと言われた。

友だちが薬局で妊娠反応を見る試験紙を購入してくれて、テストしたら陽性反応が出た。驚きで頭が真っ白になり、パニックになってしまった。親に相談するわけにもいかず、友達の言うことをそのまま実行するしかなく、自分の貯金と友達のお金で、しかも書類を書くのも適当にまかせ、婦人科で人工妊娠中絶を受けることにした。とにかく一刻も早く妊娠という状態から逃げだしたかった。

一段落した頃から自分の軽率さ、胎児を殺した罪悪感のようなものが出てきて、この事実が皆に知れ渡るのではないかと胸騒ぎがし始めた。そんな気持ちでいる時、運動会の練習でふだんより多く走らされた。走っている途中から胸が苦しくなり、呼吸困難になって、全身が緊張しだした。ついで、ひどい過呼吸発作が起こり始めた。

これがきっかけになって、以来、少しの刺激でも症状が出るようになり、学校にも行けなくなってしまった。病院に行っても思うように症状は軽くならず、知人に紹介されて青春期内科にやってきたのである。

本人はうすうす中絶と関係があることに気づいていたが、それほどひどく身体に症状が現れるとは思っていなかったようである。よく考えると、自分は男性への構えが全くできておらず、性的知識も他人事のようで、そんなことで自分が妊娠するなどとは考えてもいなかった。

その後、静香は、自分なりの責任を取り、今後は新しい人生を、人に左右されず生きていく決心をし、今のつらい症状を自分の行動への罰と考え、受け入れることにした。また、男性との付き合いでは、今後、軽率にセックスを求めるような交際は絶対にしないことを誓い、三カ月の入院で、自分自身の生き方に修正を加えることができた。その後、症状に苦しむことなく、高校生活を無事過ごすことができた。

❇〔症例⑧〕ＥＤの彼氏との出会い

綾子は二一歳のＯＬ。良き幼なじみに囲まれ、純粋に育てられた綾子は、常に人に愛されること、好かれることを第一に考えて暮らしてきた。

ある日、突然パニック発作が出て、親に連れてこられた。家に帰りたくない、症状が出るのが怖いなどを訴え、即入院させた。少しの刺激にも身体が反応して、両足が硬直してしびれ、動かなくなるのである。

綾子からこの原因を聞きだすことにした。最初はかなり抵抗を示したが、症状を取るために心の整理が必要なことをていねいに話した結果、彼女も納得し、少しずつ口を開き始めた。

冒頭に述べたように、彼女は誰からも好かれる人間であるために、これまで精いっぱいの努力をしてきた。しかし、自分から異性を好きになるということは皆無だった。ところがある時、とてもハンサムで自分に優しくしてくれる男性に出会ってしまった。彼は、自分はＥＤ（勃起不全）であると言い、綾子はそれを単純に信じた。ＥＤであれば性的関係などないだろうし、純粋な関係でお付き合いできる人と、勝手に思いこんでしまった。しかし好きになるにつれ、次第に彼の言うことなら何でも聞いてあげたいと思うようになった。

デートに誘われ、わくわくしながらついて行ったら、ラブホテルに入ろうと言われた。ＥＤだから心配ないと考え、一緒に行くことにした。ところがベッドに入ると全裸にさせられ、無理に後ろを向かされ、足を開かされ、背後から膣に棒みたいなものを突っ込まれ、かき回された。びっくりしたが、性的刺激でＥＤが直るなら良いと考え、じっと我慢していた。

このようなことが、デートのたびに数回にわたって繰り返された。そのうち、下腹部痛と性器出血に見舞われるようになった。驚いて、婦人科に行って診てもらったら、子宮頸管部が傷ついているとのこと。この頃から、彼から携帯とかメールが届くと、身体の異常を強く感じるようになってきた。そして、突然のパニック発作に襲われ、外来を訪れたのである。

どうしてこのようなことになったのか。綾子自身の言葉によると、綾子が親をはじめ皆に好かれたいと願うようになったのは、やはり理由があった。綾子の両親は仲が悪く、綾子にあまりかまうことなく、むしろ親戚の子を可愛がった。なぜ自分が可愛がられないのか、綾子は自分なりに考え、親からも人からも好かれるためには自己犠牲が必要だと思い、どんな時でも他人を優先し、自分のことは後回しにする習性を身につけたのである。

顔はいつもにこやか、しかし心は荒れていた。嫌なことがあると、こっそりリストカットして気を紛らわせていた。男の人を好きになろうとすると、母親の干渉がうるさくてできなかった。いつもファンタジーの世界で王子さまと恋をしていた。

ＥＤの彼とは、たまたま友達とグループで遊んでいた時、自分のイメージに合っていたことから付き合い始めたのだが、もし、自分が幼い時から仲の良い両親の姿を見て育ち、自分なりの選択で男性の友達をつくることができていたら、こんな問題は起きなかったかも知れないと、のちに綾子は言う。

治療は、過去の整理と、正しい性の知識をもつこと、自分で勝手にＥＤは何もしないなどという思いこみをしないこと、そして新しい人生をどのように描くか、現実に即した生活設計をつくることから始まり、数カ月後、綾子は新しい人生に出発したのだった。

✻〔症例⑨〕父からの性暴力

晴美さんは、幼稚園時代から父親に性器などをさわられ、中学生になるまでそれが当たり前のことだと考えていた。しかし、中学生になり自我が芽生え始める頃から、何かおかしいと気づきだした。その頃から男性への恐怖心が生じ、どうしても学校に行けなくなり、行こうとすると全身の筋肉が硬直して動けなくなってしまう。

母親は、最初一時的なものだと放置していた。やがて、何かおかしいと考え、近くの病院で診察をしてもらったが、「不登校でしょう」と言われ、少しカウンセリングをしてもらったものの効果はなく、青春期内科を訪れたのであった。しばらく休養のためと考え、入院させることにした。

毎日の入院生活に慣れだした頃、病気の誘引と考えられる父親との関係を口にしだした。今まで心の奥深く秘めていたことが開放されたのか、少しずつ男性のことも含め、会話が可能になってきた。話し始めたきっかけは、集団療法での性の話題の時であった。

幼児の頃から父親にさわられるたびに、嫌で仕方がなかった。しかし、嫌と言えない自分がいて、いつの間にか身体が硬直し、人への恐怖が身についたと考えられる。

そこで、晴美に納得してもらった上で、父親と面会した。父親が言うには、晴美は自分の子どもであり、とても可愛がってきていたので、妻に対するほどではないが、娘の性器にさわることで娘とより良い関係がつくれるように思い込んでいた。しかし、それが娘の病気の原因になっていくとは知らず、申しわけないことをした。これからは二度とそういうことはしないようにする、と素直に反省してくれた。

晴美の場合はまだ中学生で、早い時期に過去を整理でき、本人の苦痛を発散し、両親も理解して、特に父親は自分の過ちを正していくことを約束して、少しずつ快方へ向かったケースである。

このように、親からの性的虐待がある場合、時に人格障害となり、自分を傷つけたり、乱暴になったり、ひどい場合は犯罪に移行するケースもあり、その後の子どもの人生に深刻な後遺症をもたらす。

親から子への性的虐待は、親の人間関係の薄さと、他人との関係がスムーズに行かないといった問題を抱えていることが多く、親自身が人間としての成熟を問われなくてはならない場合が多い。それにしても、犠牲になるのは何の罪もない子どもであることを考えると、何とも理不尽で、許しがたく思うのは私だけであろうか。

思春期の性の問題は、病気になった人に限らず、誰もが遭遇するものである。性を知ることは、生きることを知ることにつながる。その点、親の生き方が多かれ少なかれ子どもの性の問題につながっていくものである。親が、その出会いから始まり、互いに心を通わせ、生きる喜びをもつ中で、性交、妊娠、出産と、子どもの誕生を迎えた場合、その結晶があなたなのだと、幼少時期から子どもに伝わっていれば、子どもたちはごく自然に、性のあり方を正しく模索することができるはずである。

第V章

人はどうして「心の病」に
なるのだろう

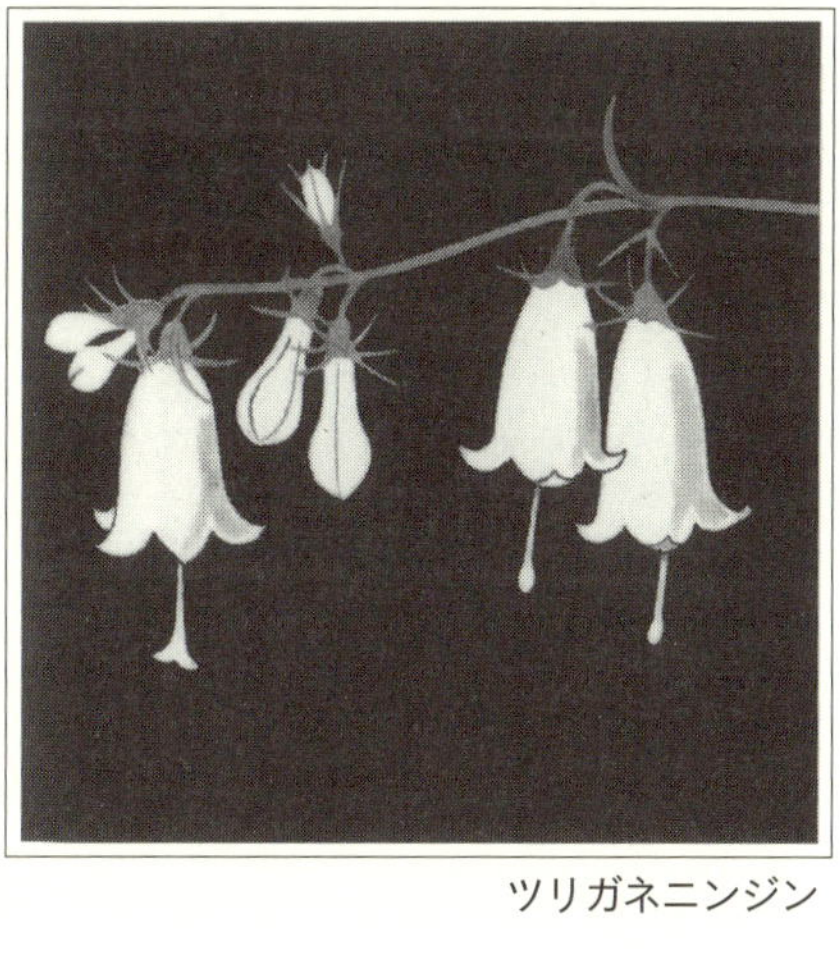

ツリガネニンジン

〈1〉遺伝的要因と環境的要因

人は、どうして病気になるのだろう？　それも「心」の病気になるのはなぜなのか？
Ⅰ章で述べたように、病気には器質のものと機能的なもの、さらにその両方を合わせたものがある。器質の病気でも、「心」が大きく関係しているものと、そうでない疾患がある。機能的なものでも、「心」が深く関係しているものと、遺伝的要因が関係するものとがある。とくに「心」が関わった病気の場合、その要因、症状は一人ひとりすべて違っている。この章では、病気になりやすい人たちのことを考えてみたい。

機能的な疾病については、心理・精神面がかなり大きく影響する。ところが、同じ精神的・心理的な場面に遭遇しても、ある人は何も感じない、ある人はささいなことでも大きく感ずるといった具合で、決して一定ではない。この一定でないのはどうしてだろうと考えると、「環境」と「遺伝」が大きくクローズアップされてくる。

遺伝については、多くの場合、影響の度合いは六〇パーセント程度と言われている。親がある病気をもっていると、子どももその病気に罹患《りかん》しやすい傾向にある。実際、入院患者さんを診ていると、四〇パーセントくらいの人が親が病気であったり、兄弟姉妹に同じような病気がある傾向が見られる。

そしてもう一つ、病気の発症に大きく影響を与えているのが、両親の不仲といった環境因子の存在である。ここでまず最初に紹介するのは、遺伝的気質に環境要因が加わって病気を発症したケースである。

※〔症例⑩〕兄が統合失調症の善男くん

善男くんは中学三年生。気が弱くて、ささいな刺激にも身体が反応して、腹痛・頭痛・無気力が出やすい。

善男の兄さんは統合失調症で、小学校の頃から言動に異常があり、親は善男より兄のことで神経質となり、病院に通院していた。

父は、どちらかというと亭主関白で、仕事さえしていれば良いという人。気に入らないことがあると、自分の感情をストレートに出し、周囲はその声に恐怖めいたものを感じていたようである。一方、母は心配性で、何かと夫や祖父母に頼るタイプであった。

善男はおそらく、母の神経質で内向的な性格を受けついだものと考えられる。その上、常に親の機嫌をうかがっているようで、いつも親にとって「良い子」を演じており、親の手をわずらわすことがない子どもであった。

その善男が中学二年の一〇月頃から、学校でのささいな出来事に反応を示すようになった。授業がわからないとか、苦手な授業であると、頭が痛い、腹が痛い、何もしたくないなどと言って、それまで一生懸命やっていた勉強も投げやりになっていた。

三年生になると、その傾向がさらにエスカレートして、不登校状態になり、家の中に閉じこもりだした。親は、兄のこともあるので、心配して病院に連れて行った。医者は、「統合失調症でなく、ただの反応だろう、少し様子を見ては」とのことで、そのままになっていたようである。しかし、様子を見ていてもいっこうに回復のきざしがないので、青春期内科に連れて来たと言う。

善男から話を聞くと、自分など、この家にはいらない存在だ、と言う。親は、兄のことばかり気をつかって、自分のことは何一つ考えてくれない。自分は物心がついた頃から家庭の大変さを考えて、できるだけ家で邪魔な存在にならないようにと気をつかって生きてきた。しかし、中学生になり、期末などに成績を見せると、「こんな点数ではだめだ」とか、「手伝いをしても中途半端だ」とか、「友達もつくりきらない」などと文句を言われる。

ちょっとしたことで親に願い事を頼むと、「そんなことを頼む価値がない」などと否定的な言葉が返ってくる。特に最近は、親からそんな言葉を聞く機会が多くなってきたと言う。

善男は、まさに児童期から青年期への移行期、自我ができあがる時期である。自分とはどんな存在なのかを問い始める中で、周囲の反応、とりわけ親の反応が気になり出した。しかし親から返ってくるのは否定的な言葉ばかり、いったい自分は親にとってどんな存在なのか。それやこれやで、学業にも身が入らなくなり、投げやりになり、次第になまけだした。なまければ、当然のことだが、授業がわからなくなる。わからなくなれば、授業に出たくなくなる。その出たくないサインが頭痛であり、腹痛であった。

しかし、親には、そういった善男の思いは伝わらず、ただなまけの反応だとしか映らなかった。

善男の場合、病気になる気質はあった。それに加えて、家庭内での兄弟に対する親の対応の違いがあまりにも大きく、自分はこの家にいる価値がないと決めつけた。その思いが物事への無関心・無気力を生じさせる引き金になり、不登校という状態になったのである。つまり善男の症状は、自己の存在をアピールしたいがための病気であったろうと考えられる。

※〔症例⑪〕三歳で父が自殺した雄之助くん

遺伝的要因に加え、やはり環境によって素因が出たケースを考えてみよう。
雄之助くん。彼の父は、彼が三歳の頃、仕事で行きづまり、うつ病との診断の上で自殺をした。母親のショックは大きく、雄之助が四〜七歳頃まで、それを引きずっていたとのこと。いつも母親は沈んでいて、物事への関心度が薄く、働くことはおろか、家事もあまりせず、毎日の食事は外食か、スーパーで買ってきた惣菜が主で、食生活にも充分な配慮ができなかった。

雄之助は、この母の姿を見て、できるだけ母を刺激しないようにしていた。しかし、元来、元気な子どもだったので、家の外ではよく遊びまわり、時に友達とケンカするなど、家にいる時の自分と外での自分とでは大きな落差があった。だが、この外での活発さが母を助け、母の立ち直りを援助したものと考える。

しかし、中学三年生の頃から、それまでの活発さが姿を消し、次第に友達を避けるようになり、自分はいったい何者であり、何をするために生きてきたのかと疑問をもつようになっていった。もっともこの時点では、父の死は雄之助には知らされておらず、離婚したということになっていた。

彼は、無目的で高校に入学した。高校の授業は中学と違って、ある程度、努力しないと達成できないものである。彼は学業は必要だが、何のためにするのかわからないため、一年生を無目的で過ごし、その結果、成績は中学の時よりずーっと下がってしまった。しかも、ヘンに将来のことを考え、中途半端な状態であった。この中途半端さが、次第に学校に行っても意味がない、仕事をしてお金を稼いだ方がよいという思いになり、学校へ行くと言いながら、バイトに通うようになった。

大手のレストランチェーンでバイトを始めたものの、働く割に受け取る報酬は少なく、さらに上司からいろいろと仕事の面で注意を受ける。しかもその上司が、指導に一貫性がないため、彼は言葉に翻弄され、人間関係にも行きづまってしまった。

そもそも人間関係の基礎ができるはずの乳児期、夫の仕事と、その行動の異常さに振り回されていた母親との関係がスムーズにいかず、スキン・シップも充分でなかった。他者の言動に対し、ある程度耐える力はあるものの、幼児期の父の死による母親の感情の不安定さも加わり、人間、とくに男性への恐怖を抱いていた。素直に人の言葉を受け入れ、取り込めば取り込むほど不適応になる自分を発見し、ついにバイトにも行かなくなり、家に閉じこもるようになったのである。

母はてっきり、学校に行っていると思い込んでおり、先生と話をしたら、ずーっと休みが続いているとのこと。びっくりして雄之助に言動をただそうとした。雄之助はすでに勉強にも仕事にも疲れきっているためか、母への返事ははじめからけんか腰であった。そこで両者の話し合いの結果、青春期内科受診となったのである。

本人に治療意欲があるため、入院させることにした。

入院してまもなく三者面談を行なった結果、母の口から夫の自殺のことが語られ、雄之助はそこではじめて本当のことを知る。その後も数回面接をくり返す中で、母が苦しんできた原因を理解すると同時に、母親の気持ちを考えるようになり、自分がいかにいい加減な生活をして母親を困らせていたかということに気づいていった。自分にもある程度問題があることもわかり、これからは自分がやれることを少しずついいからやっていこうと考えるようになった。

高校も、普通高校はムリなので、通信制高校に編入することにして、将来の仕事のため、自分のやれる技能を身につけたいと考え出した。その一つが大工である。身体と精神を鍛えるために運動を開始すると同時に、生活のリズムをつくるため、朝きちんと起きること、三度の食事をきちんととるように心がけだした。

その後は、大検をめざしかなりハードながんばりをして、職業訓練に行くまでになり、人に迷惑をかけないことをベースに少しずつ着実に進み始め、自己改革に成功したのである。

❇遺伝的要因で起きるさまざまな病気

こうした症例のほかに、遺伝的要因から発症するものとして、家系に、糖尿病、病弱児、喘息、じんま疹など、身体に負荷を持った若者の問題がある。乳幼児期から病気の素因を抱えて体が弱く、食が細く、何かの負荷がかかるとダウンしてしまい、皆についていけない、自分はだめな人間と思い込んでいるため、学校ではいじめにも遭いがちで、それらがきっかけで心の病が出ることも多いものである。

さらにむずかしいのは、人格障害が絡む心の病である。これなどは、どちらかの親に人格障害の傾向がある場合など、親の子育てに一貫性がないことから、自分がどんな時にどのような反応をして良いかわからず、子どもが混乱するのである。

多くの場合、中学校に入学するまで、親の言いなりになって、一見良い子のような振る舞いをしている。ところが、親の一方が人格障害の要素を持っている時、同じことを、ある時には「いい子だ」とほめ、ある時は「ダメじゃないか」と叱られ、子どもは何がいいことか、何が悪いことなのか判らず、いつも親の顔を窺いながら育っていく。親が怒れば怒るほど、どうしてよいのか判らなくなり、子どもはいつも気をつかっていることになる。そのため判断力がなくなり、自己判断が要求されてくる思春期になると、正しい判断ができないため、その時の感情に左右されることになり、認知もできなくなり、感情も不安定となり、人間関係もスムーズにいかなくなって、心の病気になるのである。

これなどは、親から衝動性の素因を受け継ぎ、認知のひずみと感情の不安定さがより強化され、生育の環境で病的になっている可能性が強いと考えられる。このような人格障害になった若者を治療するには修正にかなりの時間が必要になってくるものである。

〈2〉「家族」が発症の要因になるとき

※〔症例⑫〕過食、嘔吐を繰り返す智子さん

次の症例は、父親に人格障害の傾向があり、両親の不仲という状況で、病気になったケースである。

智子「先生、また、やってしまいました」
Dr.「そうか、今度やった理由は？」
智子「それがね、非常に単純なことなの」
Dr.「というと……」
智子「ファッション雑誌を見ていたの。そしたら、とっても可愛い服があって、着てみたいなと思ったの。和子さんに、『あなたに似合うかも。でも、体重が……』なんて言われて。エッ、これでも太ってるって思われているんだって思って、カーッときて、パンとお菓子をあるだけ食べてしまったの」
Dr.「食べ物、持っていたっけ？」
智子「昨日、お母さんが来た時に、ただこねて買ってもらったの」
Dr.「そう言えば、先日も同じ条件だったね」

智子「そうです。わかっているけど、なかなかとまらないのよ」

Dr.「その理由は？」

智子「うーん。いつも考えるんだけど、やっぱり太るのが怖いのかな。でも、そう思いながら、たくさん食べるの。やはりおかしいのよね。先生」

Dr.「どうして、おかしくなるのかな？」

智子「昔よりはましになったと思うんだけど、やはり、自分のことをみんなに関心、持ってもらいたい。淋しいもの……」

このような会話をしている智子さんは現在一九歳。身長一五四cm、体重三三kg、入院して三カ月である。

入院当初は、「食べては吐く」を一日一〇回ほど繰り返していた。この会話の頃は、父母にも甘えることができるようになり、友達も数人できて、前ほど淋しさはなくなっている。しかし時どき自分勝手な思いこみで相手の言動を変に推し計って、自分は太り過ぎと思いこんで、やけっぱちになり、過食、嘔吐を繰り返すのである。

❊智子の生育歴から

智子の父は公務員、かなり忙しい人であったという。昔気質の人で、子育てはもっぱら母親まかせ。智子の言うには、父親は非常に勝手な人で、自分の思い通りにならないと家族にあたりちらすことがしばしばで、智子にとってはずっと恐怖の存在であった。

母親は、パートで保育園の仕事をしていて忙しく、智子が物心つくころには、いつも「疲れた、父さんがかまってくれない」などと不満をもらしていたという。

智子は、このような父母に育てられ、いつも父、母の顔色をうかがい、言動を気にしていた。振り返ってみると、智子は自分の感情を、感じたままに出したことなどなく、何か不快なことがあると、いつもお菓子を食べていた記憶しかない。そのためか、小学校時代は、どちらかというと太りすぎで、友だちから「デブ、デブ」とからかわれていた。快・楽の感情については、思い出すことが非常にむずかしかった。

小学六年生の時に月経が始まった。その頃が一番太っていて、親は、「体格の良い子だ。病気にならないから安心して働けるよ」と言っていた。しかし、智子には、友達の「デブ」の言葉が必要以上に胸にこたえた。

中学二年生になった時、格好いい男の子から、「太り過ぎ、およびでないな」との言葉が返ってきた時は、グサッときた。智子は決心した。痩せて、かわいい洋服が似合う子になりたいと。

この時からしばらくは極力、食事をしないように努力した。四八kgあった体重が四三kgになり、皆からも、「痩せた、すごーい！」などと言われ、少し安心した。この安心が、それまで空腹感を我慢していた成長ざかりの智子を刺激した。少しくらいなら、昔と同じように好きなお菓子を食べていいやと考え、智子は、食べた。しかしその反応はすぐに現われ、体重が三kg増加した。さあ大変、パニックになった智子は、再び食べないようにした。すると今度は、四〇kgになった。

母親がこの痩せに驚き、智子の食行動に干渉し始めた。

「智子のためよ、きちんと食事をしてちょうだい」

一日に数度の言葉。智子は、最初は心配して言ってくれていると思ったが、あまりにもたびたび言われると、かえって変な意地と反発が頭を持ち上げた。

とにかく、痩せたいのだから……という考えは、ますます強くなり、そのうち食べても太らない方法があるはずと考え、その結果、嘔吐を始めだした。嘔吐を始めて驚いたのは、どれだけ食べても嘔吐すれば痩せるということだった。智子は面白くなり、すっかりハマってしまった。

家にある食べられるものは何でも食べた。嘔吐も、父母に見つからないように、こっそりやっていたから、親は、自分の娘が食べるのに太らない、もっと食べ物を与えねばと、いつも必要以上に食べ物をキープしておくようになった。それでも智子は痩せていき、ついに三三kgになってしまった。

父母は心配して、近くの医院に強引に娘を連れて行った。心拍数も一分間に六〇と低い。下半身はだるい。病院に連れて行かれて当然の症状であった。その医院では、「摂食障害です。親ごさんが食事のコントロールをしてください」と言われるとともに、安定剤が投与された。しかし、良くなるどころか、智子はますますひんぱんに過食・嘔吐を繰り返していった。そしてついに、青春期内科にたどり着いたのである。

面接の結果、今のままでは自分も困るとのことで、入院することを決意した。入院して、過食、嘔吐の背景を探すことにしたのである。

❇過食と嘔吐の背景

入院後の食生活は毎日決まっていて、一日一四〇〇カロリー、間食は禁止。守るか守らないかは、本人次第である。

この過食と嘔吐の背景を見てみると、智子の一番の問題は、自分が生きているという実感がないことであった。自分で、自分の存在感をもつには、まずとにかく、自分に苦痛を与えること、その一つが、過食と嘔吐であった。

第二に、父と母が仲良くなく、いつもささいなことでいがみあいがあり、父がキレて、母親に八つ当たりすることであった。そのため、智子はどこかで男が怖い、男が信じられないなどの感情を抱いていた。一方、「痩せて男の子にもてるようになりたい」という願望はあるものの、実際、自分が適度の体型になってくると、本当に男に好かれたらどうなるのかという、不安が隠されていた。

第三は、智子の中に、今まで楽しい思いをしたことがない、今後も楽しい状態など訪れなくてよいという、あきらめがあったようである。これに対する治療としては、まず身体的に異常の出ている下半身のだるさの原因である低カリウム血症を改善すること。その影響で症状が出ている心臓の徐脈（脈拍数の低下）の改善のため薬物を投与すること、そして最も必要なのは、本人が自分の病気をきちんと理解することである。

第四の問題は、認知、感情、対人関係の改善である。

認知ができるようになるには、現在は現在、過去は過去、未来は現在のつづきであるという、このことをキッチリ認識できることである。これは、言葉で言うのは簡単だが、実際に摂食障害などで信頼関係が築けない状況になっている場合はきわめて困難となる。智子の場合も頭では理解できても、行動が一致しない。やはり、根気と受容が必要である。受容にしても、すべて受け入れながら智子に決断させ、実行させることが必要になってくる。彼女の場合は、認知よりも、感情の不安定さの方が先行している。その感情の中でも一番強く出ているのが「淋しさ」である。

「淋しさ」の根っこを智子と話していると、人にかまってもらいたい、相手になってもらいたいとの気持ちが強いことがわかってくる。人は、たとえ親であっても、全面的にかまってくれることなどないことは頭ではわかっている。しかし、智子の言うには、自分の願いは、友達や親が自分の思い通りに動いてくれることだと言う。

たしかに金銭面では、親は、智子の言う通りになっている。だが、これがマイナスに出ている。できれば親の協力を得て、智子の心に響くことをしてもらうことが必要である。親が、智子を想う言葉を、直接または携帯を通して届けてもらうことにした。

さらにもう一つ重要なカギは、智子自身がどれだけ人に関われる人間になれるかの問題であった。

智子は、人から関心を向けられるのは良いが、自分が人に関心を持ったら、裏切られるのではないかという不安を抱いていた。これは裏返せば、人に対する関心が強いということでもある。そこで、見返りを求めずに、他人にできることは何かを考えてもらった。その結果、智子は陶芸でこまごました物を作り、お年寄りにあげることを考えた。お年寄りたちは作品をもらって大変喜び、多くの人がお礼を言ってくれた。

そこでつかんだのは、自分を信じないと人を信じられない、自分を愛することができないと、人を愛せないということであった。この局面で、智子ははじめて、自分をどのように愛し、信ずるかという課題を突きつけられたのである。

簡単ではないが、智子は少しずつ前進し始めた。その証拠が、冒頭の「先生、またやってしまった」のフレーズかも知れない。この「やってしまった」の言葉は、現実を現実として認めようとしている智子の行動の一つの現われではないかと考えている。

❇〔症例⑬〕 リストカットでケロイド化した傷痕

次の症例もまた、父親から恐怖心をもたされたという環境因子のため、病気を発症したケースである。

文恵の左手には、手首から腕にかけて数百というリストカットの痕がある。自分の都合が悪くなると、感情がいっぱいになって発散できなくなり、言葉を発するよりも自分の腕をカットするからである。それですまない時は、呼吸を意識的に止めて過呼吸の発作を出し、周囲の注目を集める。このようにされると、親はどうすることもできなくなり、彼女を救急車で病院に連れて行き、その場しのぎの処置をしてもらうのである。そんな彼女が救急隊から、一度きちんと診断・治療してきなさいと言われて、外来にやってきた。

左腕のリストカットの傷痕はケロイド化していた。本人は周囲の人が心配するほど気にしていない。あっさりと傷痕を見せて、できればきれいにしてほしいとケロッとして言う。これは、自分を傷つけ、痛めつける人格障害の一つと考えられる。

母は過保護気味で、幼少児期から文恵の考えていることを先取りして、何でも「はい、はい」と言って聞きとどけるタイプの人。父は営業マンで、やり手。仕事の関係か自分の趣味か、夜は遅く午前様になることが多く、よく飲酒・酩酊して、妻や子どもに乱暴し、妻からも二人の娘からも恐怖の対象になっている。酒を飲まない時は温厚でやさしい存在であり、皆から親しまれているという。二重性格といっても良いくらいである。娘たちはとにかく父が家にいる時、いつもびくびくして顔色をうかがうのが常習化していた。

二人姉妹の長女である文恵は、敏感に父の状態に反応して、中学生頃までは良い子であった。妹の方は反対に、小学校の時はやんちゃでどうしようもなくあばれたりしていたが、中学三年頃から両親のことは関係ないと割り切って、自分のペースで生活し始めていた。

文恵は幼少期から父の乱暴さが気になり、できる限り父の機嫌をとりながらも、反面、心の中は父への怒りと憎しみの感情が生きつづけていた。この怒りと、憎しみが爆発したのである。

❇「第二の父」に豹変した彼

高校三年生の時、ある男性が文恵に近づいてきた。とても思いやりがあり、気のつく男で、文恵は自分が愛されていると思いこんでしまった。「将来結婚してください。大事にします」との言葉で、文恵は全幅の信頼を置き、有頂天になってしまった。

しかしこの頃から、男は豹変し、暴力的になった。言葉は悪くなる、思い通りにならないと乱暴するで、文恵にとっては「第二の父」の存在になってしまったのである。いったいこの先、どうしたらよいのか。頭の中が真っ白になり、その瞬間、ナイフを取り出し、自分の腕を滅多切りにした。腕は痛みを感じることなく、真っ赤な血が出た。とても気持ちがいい。そして不思議に、自分が開放される思いがした。

このことがきっかけで、文恵は、自分の思い通りにならない時、感情がいっぱいになった時、条件反射的にリストカットへと向かったのである。いうならば、現実がわからなくなり、感情が消失し、自分一人の世界に入り込み、衝動へと走ったのだった。

彼女が後になって述べたことだが、男から暴力と暴言を受けたその時、父親の酩酊した姿が浮かび、恐怖となり、その恐怖を取り除きたいとナイフを手にした。本来なら相手に向かうはずのものが自分自身に向いてしまったのである。相手に傷を負わせるより、自分に向けた方が楽であると、とっさに思って実行したとのこと。もちろん、死ぬなどとは考えていなかった。

父親への恐怖心で抑圧され、自己主張も自己表現の仕方も学習できないまま思春期を迎え、さらに不幸なことに、父親と同じようなタイプの男との出会いによって、文恵は、過去の恐怖を追体験させられることになったのだった。そして、その恐怖から逃れるため、過去に学習したリストカットの体験が無意識に出て、それが次第に習慣化していったのである。

文恵はその後、何度も入退院を繰り返し、次第に自分の状態が父親の酩酊した時と同じようだと気づき、やがてセルフコントロールが可能になると同時に、良き相談相手が出現したことで、リストカットもしなくなり、意欲的に仕事も始めた。

このように変化したのは、親の態度が大きく変わったことと、自己認知が進むにつれて、周囲の人々から文恵本来の優しい性格が評価されたことで、自己評価が上がり、自己を取り戻していくことができたのである。

❊父親の来院を求め、話し合う

恐怖を持つ若者はどのケースでもそうだが、順応した若者となり、人の言動をとても気にするものである。そんな若者を治療する時は、若者がどのようなことをしても受容する心をもち、やさしく受け止め、やがてラポール（相互の信頼関係）ができ、その後、少しずつ父親の現実を認めさせるようにしていくのである。と同時に、若者を通して父親の来院を求め、協力してもらうのである。

文恵の場合も、本人の了解をとり、両親と私と文恵の四人で話し合いを持った。どの父親もそうだが、文恵の父もまた、自分は子どもを可愛がっており、恐怖の対象であったなどとは夢にも思っていなかったのである。母もまた、夫が怖くてそのことを伝えられないでいた。話し合いの結果、今後は努力して自分が変わっていくことを約束してくれたのである。もっとも性の問題がある時などは本人の了解と母親の理解を求め、ひとり立ちできるように両親に経済的援助を求めることにしている。

父親はどのケースも同じだが、一度公になると、かなり恐縮して、わが子をどうにか立ち直らせようと努力するものである。このようにするためには、若者と医療従事者との緊密な関係が必要である。

第Ⅵ章　子どもがまっとうに育つには

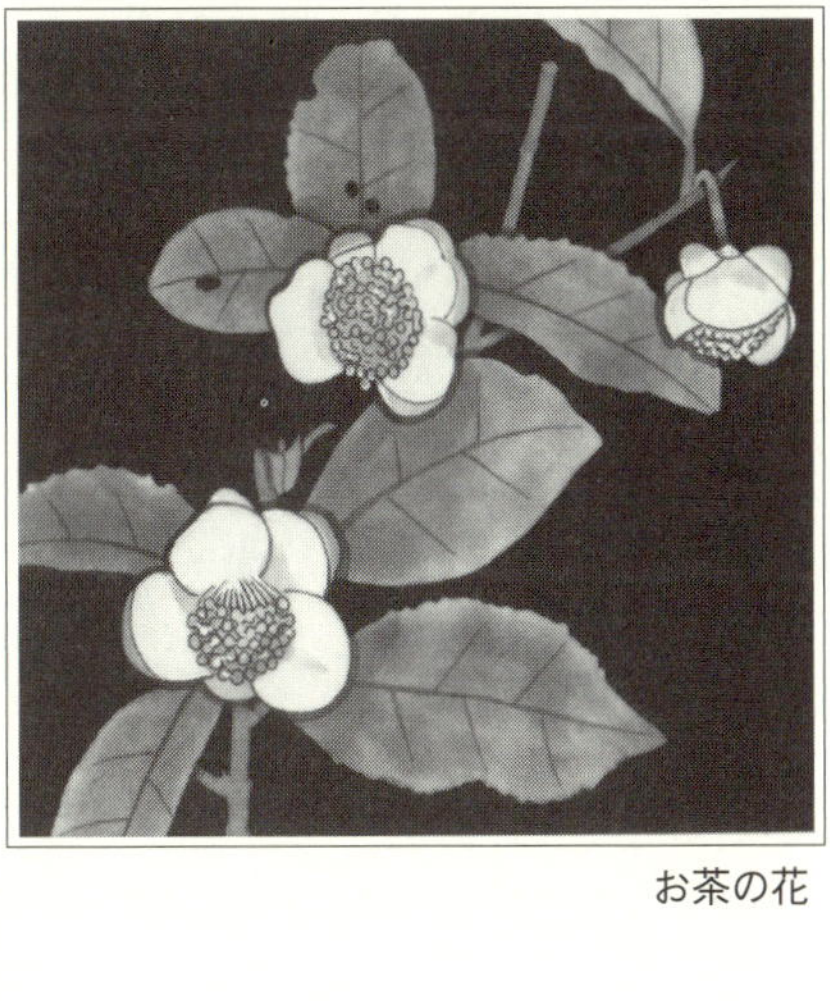

お茶の花

〈1〉子育ての七つの節目

人はなぜ「心の病」になるのか、遺伝的要因であれ、環境要因であれ、あるいは器質的病気であっても、機能的疾病であっても、そこに「心」が関係している場合は、その家庭、もしくは学校、社会の中での「存在感の欠如」がキーポイントになる。では、その大事な「存在感」がなくなるのはなぜなのか。私は、子育てには以下、七つの大事な節目があり、その時期に注意しなければならないと考えている。

1 乳児期のスキンシップ

まずその第一は、乳児期のスキンシップである。子どもとの心身の触れ合いが最初に行われるのはお母さんが赤ん坊にオッパイを飲ませる時である。これが食行動の始まりであると同時に、赤ん坊とお母さんの最初のスキンシップであり、基本的信頼関係をつくっていく出発点である。母親の乳房と乳児の口唇との心地良い触れ合い、その触れ合いの上に、母のやさしい言葉が耳から伝わり、乳児は自己が愛されていると感じ、これが信頼関係の基本となるのである。

では、こうした関わり合いが欠如していたらどうなるか。食物も人工ミルクで機械的に与えられたり、お父さんが怒りっぽいことでお母さんが不安定になっていたりした場合、乳児の心身は正常に育つとは思えない。母親の十分な母乳と、わが子を愛おしむ言葉、この関係が数年間続いていくことで、母と子の間にきちっとした信頼関係ができ、子どもは自己の存在感を持てるようになるのである。

この信頼関係ができていないと、思春期以降、人との関係がうまくとれず、自分も他人も信じることができなくなり、何ごとにも不信を抱き、すべてのことに疑問を抱き始め、自己不信が増大し、時には自分を傷つけ、痛めつけるといったことが出てくるのである。

また赤ん坊が危険に直面し、泣いて保護を訴えているにもかかわらず、放置される場合も同様である。泣いても援助の手がなかったら、生まれながらに持っている交感神経が緊張し、自分で自分を守ろうとする。こういう事態が繰り返され、生命の危機に直面することが重なると、常に防衛機能が働き、たとえ善良な人間が近づいても防衛本能が働くということになる。

このような育ち方をした若者に接すると、表面的な言葉のやりとりしかできず、時に大きな不信を生むことがある。病気で言えば、人格障害、ある種の摂食障害、心因性のじんま疹、心因性の喘息など、これらは信頼関係の欠如の結果でもあると考えられる。

思春期の若者を診る時、その子が乳幼児期、どんな母子関係にあったかということがわかると治療が比較的スムーズに進む。母子関係がきちんとできている若者とは、治療の上でも信頼関係が築けるからである。それができていない若者の場合は、なかなか先に進めない。信頼関係ができるまで、まず半年とか一年、根気よく人間関係づくりをすることが必要になってくる。私が朝、病院に着いて、真っ先に病棟まわりをするのは、若者たちと会話とスキンシップをすることで信頼関係をつくるためでもある。

2 離乳期の食行動

赤ん坊は生後二年目頃から親と同じようなものを食べるようになる。親といっしょにきちんと三食とっている場合は問題はない。しかしよくあるのは、お菓子などをたくさん買い込んであって、幼児の手の届くところにあると、お腹がすかなくても歩きまわりながら子どもがそれを口にするというケースである。そうしたことを勝手にさせてしまったら、その子の食行動はおかしくなっていく。過食・拒食が出てくるのも、このあたりに一つの問題があると考えられる。

3 トイレット・トレーニング

トイレット・トレーニングの目的は、自分の意思で排便・排尿ができるようになることである。大腸に大便がたまり、S字結腸から直腸に下がってきた時、人は便意を催し、肛門括約筋が開かれて排便となる。また膀胱に尿がいっぱい満ちて、神経を介して大脳の排尿中枢を刺激し、その結果、膀胱括約筋が開かれ、排尿が行なわれる。肛門括約筋も膀胱括約筋も随意筋と呼ばれるもので、自分の意思で開閉できるものである。生理学的に、不随意筋が意思の関係する随意筋となるのは二歳から二歳半とされており、これがトイレット・トレーニングをする一つの目安とされているのである。

この時、お母さんが子どもの意思を尊重して「おしっこ、いっぱいになった？ いっぱいになって出そうになったらトイレでするんだよ」とか、食事をして三〇分くらいたつと、胃・直腸反射があるわけだから、その時間を見計らって「うんち、出そうなの、わかる？」というふうに筋肉のトレーニングをさせた場合、自分の意思で膀胱、肛門括約筋をコントロールできる強い子に育っていく。

ところが、ここに親のエゴイズムが入って、忙しいというので、親の都合で排尿・排便をさせた場合、子どもは後々まで、母親が関与してくれるものだということを学習してしまう。

例えば、親が、幼児の排便・排尿の失敗をさせないため、おむつが汚れないように心がけすぎたりした場合など、幼児の行動を束縛すると同時に、排便・排尿の際、親がそばにいてくれるものだということを学習する。そのように親が自分に注意を向けてくれることは快いことのため、淋しいとか、不快を感じる時など、排尿・排便をよそおって親を近づけようとするようになる。また、いやな事態に出会った時、「お腹が痛い」と言う。さらに将来、緊張状態やストレスに直面した時、自律神経にも緊張・不安が起こり、保護者の助けを求めて、排便・排尿関連の症状の基礎をつくってしまったりするのである。

中には時間制で排尿をさせたりするお母さんがいるが、それはあまり望ましいことではない。排尿は、尿が膀胱にいっぱいになった感じをわからせるようにし、いっぱいになったらトイレに行くようにしつけさせるだけで十分である。もし、膀胱に尿が充満する前にトイレに行かせる練習をさせると、膀胱に尿が充満した感じを知ることなく育ってしまい、夜尿症の原因ともなってしまう。

過敏性腸症候群や神経性頻尿に苦しむ若者の生育歴をさかのぼると、トイレット・トレーニングがきちんとなされなかったという問題に突き当たることもあるのである。

4 恐怖

三、四歳頃、父母が不仲だったり、父親がアルコール、暴力、ギャンブルに走っていたり、父親もしくは母親が家庭で乱暴だったりすると、子どもは親の乱暴な行動を見て、嫌といえず、言動を抑圧するため「恐怖」というものを学習していく。ただこの場合も、母親が正常で父親を批判せず守っているとか、あるいは子ども自身が「お父さん、怖いよう！」と口にすることができれば、まだ救われるが、口に出せない場合は自分の中の強い怒りを「恐怖」へとエスカレートさせていく。

5 友達とうまく交われるか

小学校に入学し始めた時期、発達障害であるケースは別として、友達とうまく関われるかどうか、給食で何でも食べられるかどうか、さらに、学習にもきちんと向き合えるかどうかが問われる。

6 ほめられ体験

乳幼児期、幼児期を通して、親がきちんと子どもを観察していれば、子どもの能力はほぼわかっているはずである。いいと思うところはきちんとほめ、悪いことは悪いと指摘する。その区別が大事である。そのほめられ体験が心地良いものとなり、何度も良いことでほめられようとして、持続的に行動できる子に成長していく。

7 自我の形成

小学校高学年、この時期に親が子どもを過保護・過干渉にしていると、子どもは自分で何もやれない子になってしまう。いざ自分で何かやらねばならなくなった時、本当の自分とは何か、人が何を考えているか、生きがいもわからなくなり、自信を喪失し、劣等感をもつ可能性が高い。

❈朝の挨拶のない家庭

以上のように考えてくると、子どもをどう育てるのか、そして家族の触れ合いはどうなっているのか、ということが大きな問題となってくる。私はときどき若者たちにこんな質問をしてみる。

「きみは今日、朝から何人くらいの人と挨拶をした?」

そう聞くと、けげんそうな顔をして「別に……」と言うので、

「ふつう、朝起きたら、お父さんかお母さんが『おはよう』って声かけるんじゃない?」

しかし「おはよう」という言葉は聞いてないという。黙って食事をして学校へ行くというので、

「学校に行ったら、おはようって挨拶するだろ?」

「学校で挨拶なんかせん」

「普通の人間だったら、朝起きて『おはよう』というのが当たり前だろ。親が『おはよう』と言ったら、『おはようございます』。朝食でテーブルについたら『いただきます』『ごちそうさま』。出かける時は『行ってまいります』。学校に行ったら『おはよう』。帰る時は『さようなら』。家に帰ったら『ただいま』『おかえりなさい』。夕食で『いただきます』『ごちそうさま』。そして休む時は『お休みなさい』。最低これくらいの言葉をかわすのが普通じゃないか」

ところが、現実はそうではない。その子どもの親と話してみると、「子どもと関わりが

もてません」と言う。「何で挨拶しないの?」と聞くと、「いやー、最近はややこしいですからね。何か言うと、すぐ反応しなくちゃならないから、声かけにくいんですよ」

こんな返事が返ってくる。心身の病気はこういう家庭から出ることが多いのである。

❇言葉の学習

言葉の学習についても、乳幼児期の影響が大きい。よく若者たちの親に幼児期のことを聞くと、子どもに話しかけることをしなかったという人がいる。黙って放置していても、子どもは自然に言葉を学習するものだと思い込んでいたと言う。

大脳科学の面から言えば、人間は、八歳頃までに言語中枢が完成すると考えられている。胎児の聴覚はお母さんのお腹の中にいる時から発達してきているので、お母さんの胎内を離れ、オギャーと大声を出したときから、言葉は自分のものになっていくのである。

乳児期には、大脳の細胞が必要のあるものと不必要なものとに分別され、その中でかなり多くの細胞が壊されていくと言われている。その一方、使えば使うほど、細胞間の電気刺激が行われ、活発に働くようになる。言葉の場合は、親からの働きかけに反応して、乳幼児の言語中枢が刺激を受け、言葉の発達を促すことになる。しかもそれは、大脳辺縁系にある感情と連動するものであるから、できる限り心地よい言葉であることが望ましい。「あなたは大切な子よ」「かわいいね」「パパやママにとって大事な子なのよ」などなど。

それと同時に、話しかける人の表情も豊かなものであってほしい。病院で出会う親の話を聞いていると、子どもが赤ん坊の頃、夫婦間が冷戦状態にあったことがあり、子どもとの接触はほとんど機械的であったというケースが多い。子どもは悪い刺激を受けて育っており、さらにそういった状態が数カ月、数年も持続していると、子どもは言葉を失っていくと同時に、陰性《マイナス》の感情を学習していくことになる。

親の中にはしばしば、「あんたは間違って生まれてきた子や」とか、「いらない子だ」という言い方をする人がいるが、そういった言葉をかけられた子どもは、それが頭の中にこびりついて忘れられない。そんな若者は、他の誰かから「本当にきみが大切なんだよ」と評価されなければ、回復への一歩を踏み出せないのである。

✻家族に求められる条件

家族に求められる第一の条件は、家庭団らんで暖かい雰囲気を持つことである。第二は、家計を支える集団であること。第三に、家族は最小の生殖家族であり、生と性がきちんとWell-beingしていること。第四に、言葉による最小最低のコミュニケーションの場であること。そして第五に、創造的家族であること、ではないかと思う。

人は、生きる時間に限りがあり、人ひとりの能力にも限りがある。家族が二人、三人と増えていけば、さまざまな活動も可能になるだろう。その基礎となるのが家庭であり、そこにはそれぞれ生き生きとした創造的家庭が生まれていくのが望ましい。そのためには、少なくとも家族の中に生きていくための目標があること。その目標とは、できれば、親が仕事を中心に楽しく生きられることが望ましく、子どもが、知らないうちにそれを背後から学習することができたら、とても素敵なことであろう。

〈2〉愛情の処方箋

「愛情の処方箋」として、私が押さえておきたいと考えるのは「食欲」「物欲」「性欲」「創造欲」の四つである。

❊食欲――食行動が人間をつくる

食欲は食行動であり、体、心、社会性、生命への畏敬などをつくるが、いちばん大きなことは人間そのものをつくることである。心身の病気の場合、下手なカウンセリングをするより、食行動を正すことの方が大きな意味があると考えられる。

まず朝の起床から始まり、顔を洗ったら当然、朝食をいただく習慣をつくることである。また空腹感を持たせるために、間食を与えないことである。これが、昼食、夕食へとつながるのである。この規律ある生活に戻すだけでも、やや大げさだが、病気の大半は癒されたことになる、と私は考えている。

(1) 身体をつくる

思春期の若者の身体を診ていると、太りすぎの若者、痩せすぎの若者、弱そうな若者、すべて遺伝とは言えず、むしろその若者が育ってきた環境によって違いが生じているようである。健康な体をつくるには、間食をやめ、規則的にきちんと三食、一定の量の食事をとるということが大事である。そしてその食事は、きちんとした親の食生活と食事どきの言動によって左右されるものである。

(2) 心をつくる

「心」も、食べる時の雰囲気によってつくられる。楽しい雰囲気であれば、心と感情は「快」の状態になる。反対に、食卓が親の小言の場であったり、愚痴のはけ口の場であったり、学業成績の評価の場であれば、このような嫌な言葉が食物とともに口と耳から身体に取りこまれ、陰性《マイナス》の感情が学習されたり、陰性の言葉を学習する場となる。

(3) 社会性の形成

子どもの場合、食行動を通して友達づくりがなされることが多い。何でも食べることで、誰とでもつきあえる。あれが嫌い、これが嫌いでは、社会性（友達づくり）が形成されていかない。その意味で、小学校に入って給食が始まった時が一つの目安となる。そこで、みんなといっしょに食べられない、何でも食べられないというのは、これまでの食行動がうまくいってないということでもある。このきっかけが離乳食である。色、臭いも含め、何でも食べられるという実感をもたせる離乳食作りと、親の食行動へのかまえ方をしっかりと心がけたいものである。

(4) 生命への畏敬

人間の摂取する食べ物は、他の植物・動物の生命を犠牲にしている。その命をもらって生きていく人間は当然、命を大切にしなければならない。若者たちを診察していると、強盗、自殺未遂、リストカットなどする若者などは、食生活をきちんとしていないか、いいかげんに扱っているか、家族といっしょに食べていないか、家族がいても自分の部屋でひとりインスタント食品とか惣菜を食べている傾向にある。食事の時間、いつも自分の生命の源となる食べ物に感謝する心を持ち、繰り返し、自分の生命に対する畏敬の念を感じ取る時間にしてもらいたいものである。

❇物欲――物欲をコントロールする

若者たちに、自分の物欲をきちんとコントロールさせることはむずかしい。しかし、病気関連のケースなどではこの物欲をきちんと学習させることが必要となる。特に、摂食障害とか、うつ状態などを治療しだすと、この物欲のコントロールが主要な治療項目となってくる。摂食障害の一つに神経性大食症というのがある。家にある食べ物がなくなると、スーパーとかコンビニで食べ物を盗んだり、お金を盗んだりするのである。このような場合、盗みを衝動で起こることとして考えるだけでなく、しつけ・育児の中で物欲についてどんな対応（子どもへの向き合い方）をしてきたかを考えると、解決への筋道が開けることがある。

物欲には「承認欲求」といって、自分が親に認められていないという心の飢餓感から、その代償行為として、盗みが行われるというケースがある。親が自分の方を向いてほしい、あるいは親に自分の存在をアピールしたいがために、あえて外で（家の中でなく）問題を引き起こすのである。これらは物を「心」で与えてきたか、それともそのときどきの「気分」で与えてきたのかが関係する。

物欲がコントロールされるには、その家庭で主になる親が自分の稼いだお金をきちんと使用し、親自身が満足感を持っていることがまず大切なことである。努力して得たお金なのに、いつも親が満たされず、子どもの教育費・遊興費に優先して使用していると、子どもは受け身になり、黙っていても親からお金や物を与えられるものだという学習が行われる。親はまず、自分で働いて得たお金で充分人生を楽しむこと。勉強したから物を与える、お金を与えるといったことは厳につつしんでほしいものである。

この物欲と関連するものに自己決断がある。若者の中には、目に入った物は何でも買ってしまうという人がいる。これは自我ができていない証拠である。本当にほしい物をお小遣いで買うという訓練を四歳頃から始めてほしいものである。ただし、お小遣いで食べ物は買わないこと（食べ物は親が買い与えるということが前提である）。自分がどうしても必要であるものをきちんと選んで買う。これが実行できれば、必要に応じて、自己責任を持って物事を決断できるようになるはずである（意志→行動→責任の体制ができることである）。

❇性欲――家庭の中での性の位置づけ

思春期の若者は、人生の中でも他の時期と違って二次性徴が発達・成熟する時期である。この二次性徴に、どれだけ心身の発達がついていけるかが、思春期の若者の課題である。身体は、自然に発達していく。しかし、心の方は学習が伴うものである。しかしその学習には個人差があり、情報の量・知識については千差万別である。ただ、第一に考えてほしいのは、生きる意味についてである。基本的には、親が生きていることを楽しんでいる家庭、今を喜ばしく感じているかどうかということが一番大事なことと思われる。それが生きるということであり、その一環としてセックスが存在するのである。

性については、お父さんとお母さんが互いにきちんと話し合えることが最も必要なことである。しかし、性はそれが重要なものであるだけに、子どもの前で軽々しく口にすることではないと思っている。重要であればあるほど、慎重でなくてはならない。この問題に関しては、私はごくシンプルに「両親が仲良くしていればオーケー！」と言うことにしている。

❇創造欲――新しいものへの挑戦

人間が他の動物と違うところは、大脳の働きにより、さまざまなことを新たに創造していく力を持っていることである。この能力を駆使して、常に新しいものの発見に心がけ、新しいものの創造にチャレンジしてほしいものである。

それは、夫婦、親子の関係においても同様で、家庭の中に常に新しい風が吹くような、それによりお互いの関係が深められていくような創造的な会話があることがのぞましい。この「創造する」ことが老化をも防ぐことになるのである。

第Ⅶ章

回復への道

――青春期内科のプログラム

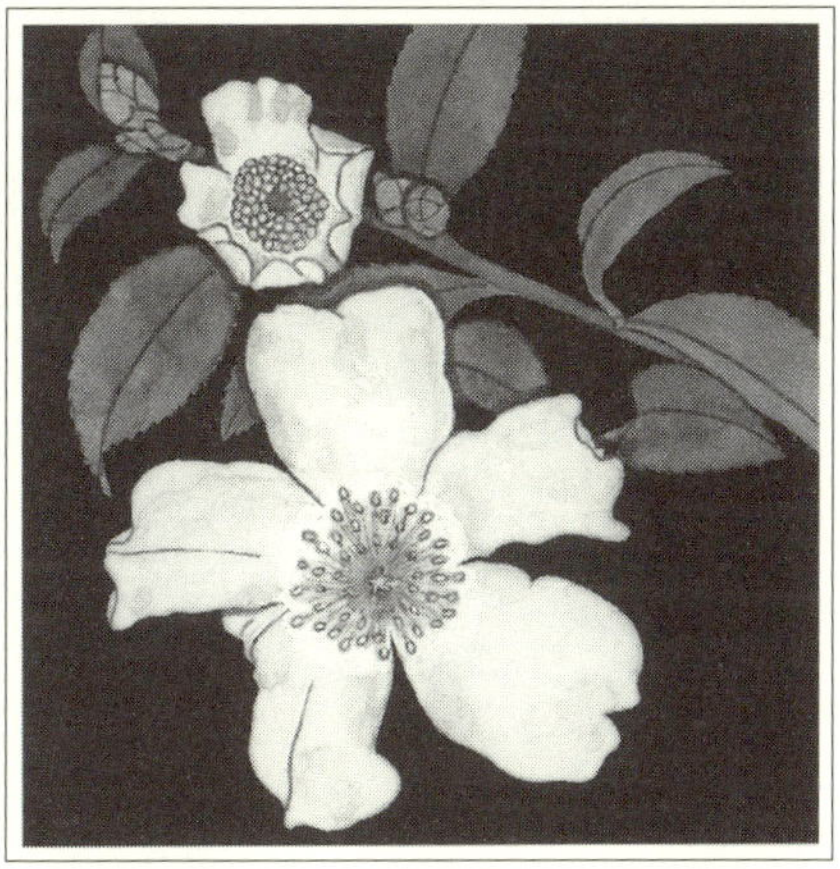

サザンカ

〈1〉フィンガー・ペインティング

病気を治そうと、自らの意思で入院した若者たちには、一週間ごとにさまざまな回復へのプログラムが用意されていることは先に述べた。ここでは、そのプログラムがどんな目的で、どういう治療効果をめざしているのか、具体的事例をあげながら紹介したいと思う。

❇〔症例⑭〕灰色の円は「今の自分」

白い大きな紙に、直径一〇㎝くらいの灰色の丸が描かれていた。この灰色の円ができるまで、恭子さんはかなり手こずっていた。

恭子は、身体表現性障害の持ち主で、緊張するとすぐに呼吸困難、腹痛、下痢、めまいなどの症状を出し、自分の感情を素直に表現するのがむずかしい二一歳の女性である。

彼女は最初、画用紙の中心に赤と青をまぜていた。色が重なるにつれて、次第に全体が黒くなっていった。その黒が、白い色でおおわれた。そして、また色が加えられ、一時間ほどでこの灰色の円となったのである。

全員が参加するフィンガー・ペインティング

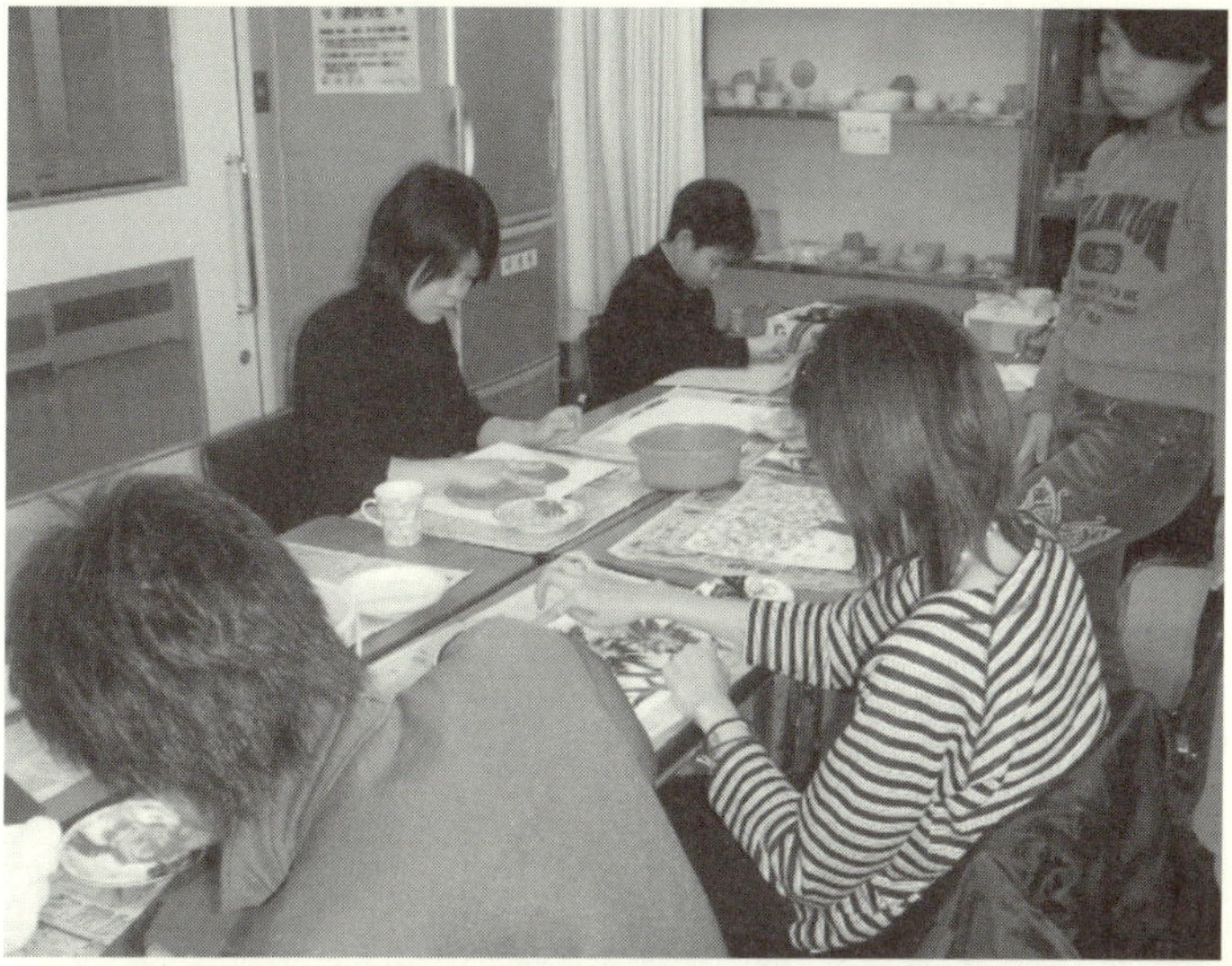

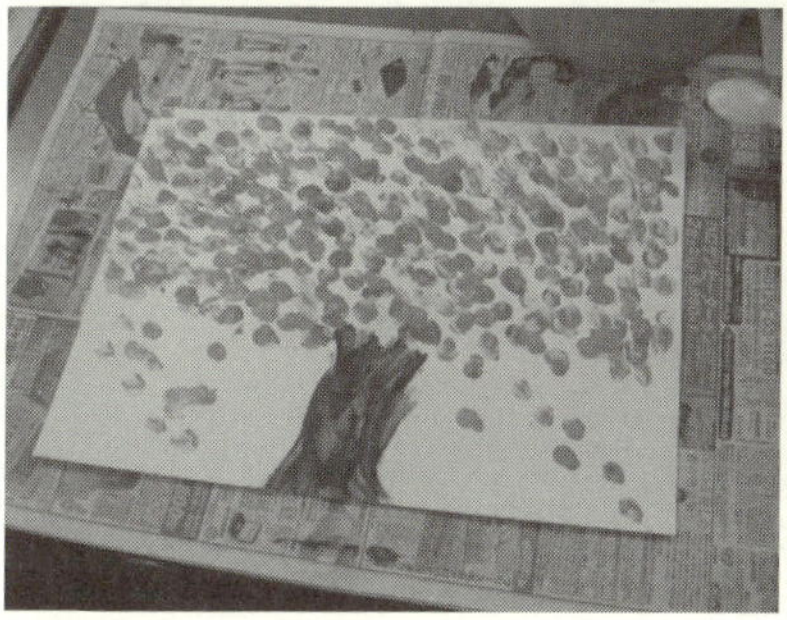

できあがった作品。花は一面ピンク。

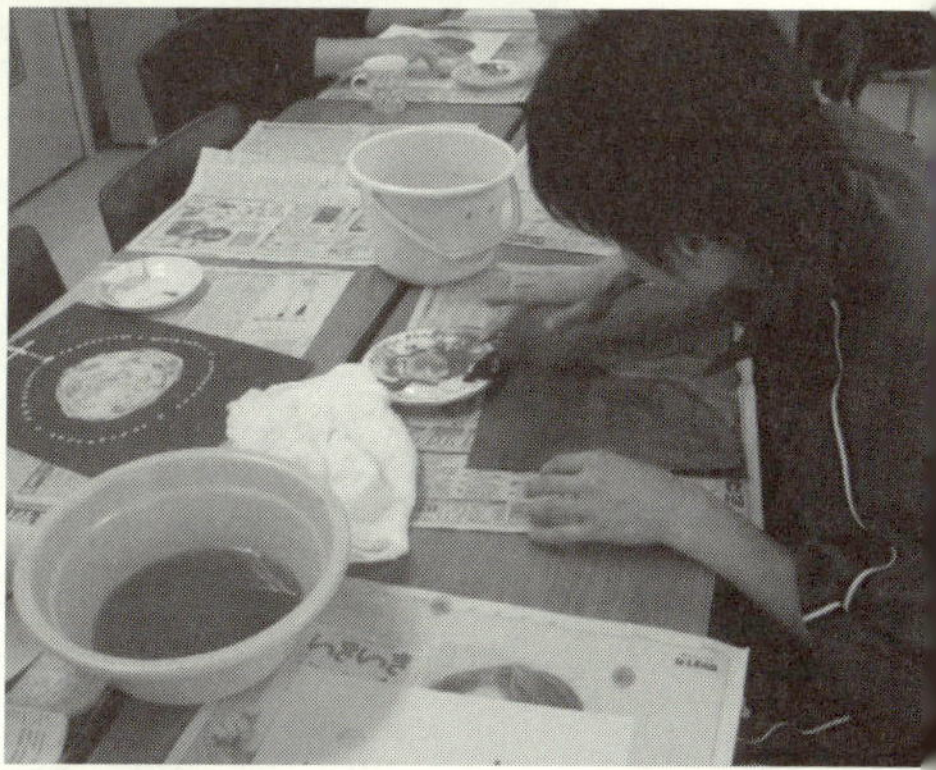

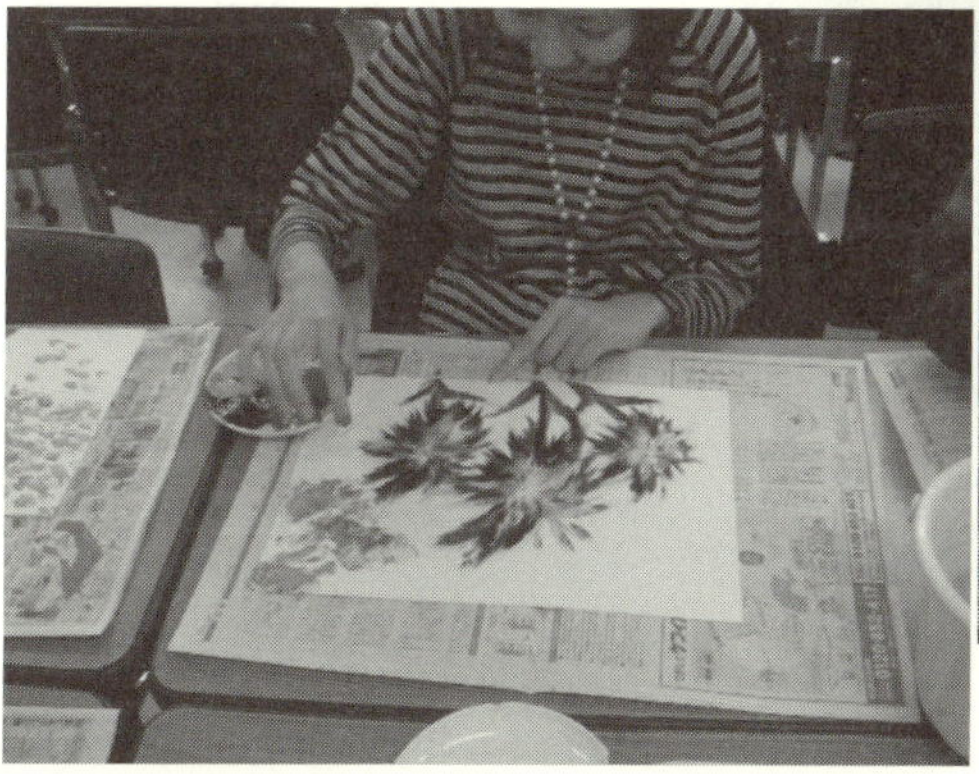

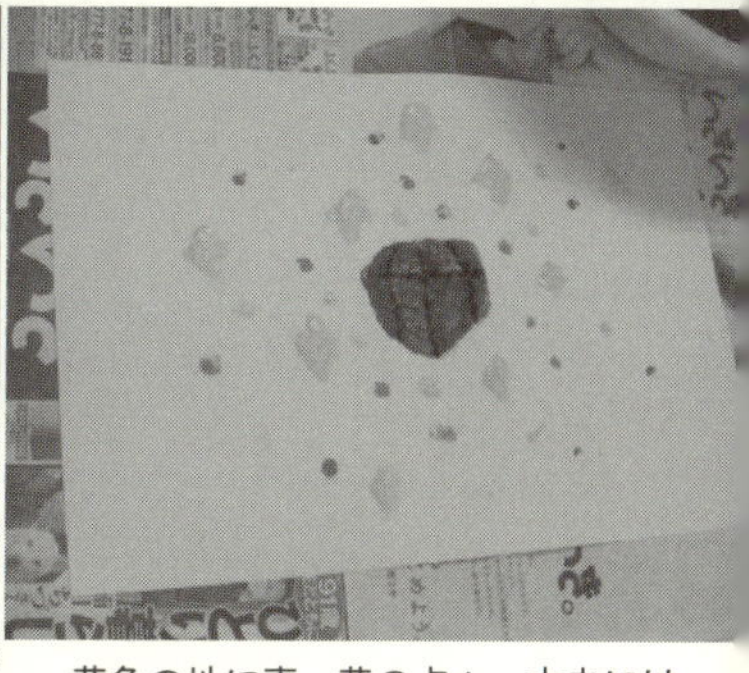

黄色の地に青、黄の点々。中央には、赤黒いかたまりが描かれている。

フィンガー・ペインティングは、毎週火曜日と金曜日の午後二時から実施され、入院患者は全員参加することになっている。

フィンガー・ペインティングの目的は、できるだけ素直にその時の自分の心を色で表現することである。材料はメリケン粉で、これにお湯を加えると、市販の白い洗濯のりに似たものができる。硬さは、使い手のその時の気分で、適宜お湯を加えたりしながら、自分の指が気持ち良いと思う硬さにするのである。

その生地にポスターカラーを加え、赤、青、黄、白、黒の五色のかたまりを作る。それを指にとって、画用紙に、自分の心が描いた色でぬりたくるのである。人によっては画用紙の上が単一の色で染められたり、点々で作られたり、あたかも水彩画のように形づくる風景もある。指が動くままに、自分の好きなように、色や形を表現するのである。

出来上がるまでの時間は人によって異なるが、一〇分で仕上げる人もいれば、二～三時間かかる人もいてさまざまである。ただ、何回もやっていると、その人の傾向が見えてくる。

灰色の円ができるまでの恭子の気持ちを聞いてみることにした。

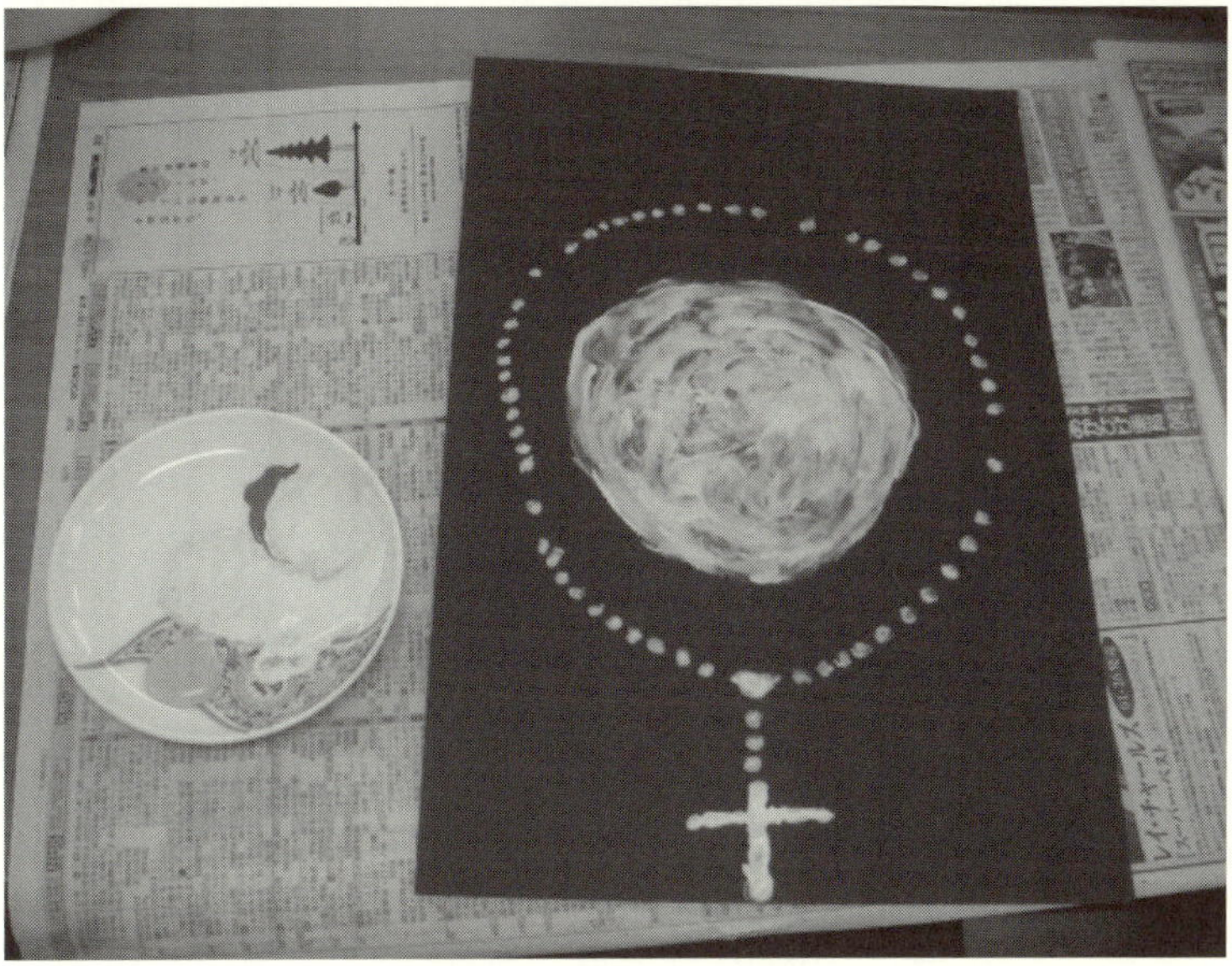

恭子さんが描いた灰色の円。

彼女ははじめ、美しく明るい丸を描こうとした。できるだけきれいな色を出したいと赤と青を使用し、深い紫色にしていたが、途中から頭の中が過去の自分にバックし始めた。憎い母のこと、信じられない恋人のこと、学業のこと、ぐるぐると頭の中が迷路を廻るように混乱し始めた。そのたびに、色が加えられた。結局、最後は白でカバーして、ねずみ色の丸い円が描かれたのである。

完成して現実の自分に戻った時、中途半端な自分がいることに気づいた。しかも、今は、人とまじわるのをやめた自分がいた。それが、画用紙の中心の直径一〇㎝の灰色の円であったという。

フィンガー・ペインティングは、このよう

に、描いている間、時間が過去、現在、未来と行ったり来たりして、どうやら最終的に「今の自分」に帰着することが多いようである。

❇〔症例⑮〕なぐりつけた模様は母への怒りの表現

雅子さんは、いつもピンクと白模様を斜めになぐりつけるように描いている。雅子はふだんはおとなしく、人と関係をもたず、一人で自分の世界に遊んでいる。フィンガー・ペインティングの時は少しおしゃべりになり、三〇分で、ピンク、赤、白で斜めになぐりつけたような模様にし、いつも「これ」「これ」と言いながら、描きつづける。

描いた後、雅子に心の内を聞いてみると、いつもこの作業を始めると幼児期に戻っていて、母親に、「あれしなさい」「これしなさい」と、叱られているのを思い出す。そして、しばらく指で画用紙をこづいていると、だんだん気分がおさまってくるという。ある意味では、幼児返りして、昔の母への怒りを表現しているのである。

はじめのうちはそんな感情はなく、ただ無心に色をぬりたくっていただけであるが、次第にこの軟らかいのりの塊が昔を思い起こさせたのだろう。今まで言えないと思っていたのが、フィンガー・ペインティングをすることによって、自分の中にある感情が少しずつ出てきて、自分の内面を徐々に軟らかく変えていってくれることに気づいたという。

指先は、口よりも、多くのことを語ってくれるのかもしれない。自分がこれでよいと思うまで色を配合し、ぬりたくる。指だけでなく、掌も全部使って、時にはやさしく、時には激しくぬりたくり、その人なりの色と形が出来上がるのである。

フィンガー・ペインティングは、その時の心がどのようになっているのかを知るにはとても便利で、実施するのに簡単であり、その仕上げた作品を自分なりの言葉で解説することも可能である。また、治療者が、その作品を目にしてわからないことがあればいくらでも質問して、相手から情報を引き出してくることも可能であり、引き出し方によっては、相手の心の底にまで潜入できるものである。

このペインティングで、自分の心が整理でき、多くの若者が、それまで気づいていない自分と出会うことができたと語ってくれるが、それがこのフィンガー・ペインティングの面白さの一つである。意外なのが、過去の人間関係のトラブルへのわだかまりが出てきて、それらが色で表現されることである。

〈2〉運動療法

※〔症例⑯〕中学二年から豹変した卓也くん

卓也くんはひとりっ子で、中学一年の頃まではとても元気がよく、勉強もよくして、気のつく子であった。しかし、中学二年の夏休みが終わった頃から、急に親にも友達にもあたりちらすようになった。それまではバレーボールをしていて、皆をリードするほどの力があり、皆も、卓也にならまかせておけばよいと信頼される存在だった。

ところが九月になると、学校は面白くない、バレーも面白くない、何をやっても面白くない。ただ、人が困っているのを見るのが面白いと言って、女の子や親しかった友人にまでチョッカイを出し、皆が嫌がることを繰り返すようになった。

その卓也が入院してきた。来院は卓也の意思ではなく、周囲の人が迷惑するからという理由で親に連れて来られたようであった。入院についても、周りが自分を迷惑がるなら親元を離れた方がよい、迷惑をかけた人たちからしばらく距離をおいてみようという気持ちで、皆と距離をおくことを主眼に同意したようである。そのため、入院後、そこでの生活がどうなるかなどについては、あまり深く考えていなかった。

入院後、卓也は同年代や自分より年上の人たちの中に身を置くことになった。以前は、先輩に対する言葉づかいなどはきちんとしていたのだが、入院後は年上とか年下とか考えず、言葉づかいも口から出るまま、他人のことなど考えず、乱暴であった。

この乱暴な物言いが、年上の男の子たちには我慢ならなかった。入院して一週間は規則があてはまらないこともあり、放縦な生活をしていた。

たしかに、卓也の言葉づかい、生活リズム、食行動などは乱れていた。そんな中、周囲の若者たちから、「迷惑だ」「帰ってほしい」という声が聞こえ始めた。卓也は、これが面白いと言って、逆に意識してツッパッていた。

❇「自分なんか、いらない子だ……」

一週間が経ち、入院の規則が適応され始めると、卓也には当然、違反の罰点がつき始めた。二〇点を越えると強制退院である。罰点はバタバタとつき始めた。私は、卓也との面接で、

Dr.「きみの行動は普通でない。この国には日本国憲法があって、国民がそれを守るように、青春期内科にも規則というものがある。それを守らない人は退院してもらうことになっている。どうしてきみは人に迷惑をかけ、嫌がられるような話し方をするのか。親ごさんの話によると、昔はかなり良い子であったようだが、何がそんなにきみを変えたのか、できれば教えてほしい」と、やさしく話してみた。

すると、「うーん……」としばらく考え込んだ上で、こんなことを話し始めたのである。

卓也「自分なんか、いらない子だと思っている……」

Dr.「どうして?」

卓也「夏休みに入って、家の近くのおじさんと出会った。そのおじさんは父の友達で、父の若い頃の話をしてくれた」

Dr.「うん……で?」

卓也「父は、今はよい親父ぶっているが、昔はプレイボーイで、かなり女遊びをしていて、『きみは、その女遊びの中の一人の女性が産んだ子で、仕方なしに結婚したんだ』と言った。そんな話を聞いて、父に問いただしたら、『昔は昔、今は今』と言ってはぐらかされた。考えてみたら、自分は一人っ子で、いつも父母の視線を気にして育ってきた。父母が何か言う前に、自分はある程度、親の考えを推測して行動していた。だから良い子と言われただけで、あのおじさんの話を聞いてから、自分は存在してはいけない人間ではないかと思い始めたんです」

Dr.「なるほど……それで？」

卓也「それで……そうです。僕は、本当に自分がこの世にいてよいのかどうか、親とか、周囲の人をためそうと考えたのです。できるだけ今までと反対のことをすれば良い子でなくなると思い、相手が傷つくようなことをすることで、反応を見ることにしたのです。そうしたら、皆が同じように、迷惑な存在だと言っているのを知ったんです。それで、やっぱり自分はこの世に居場所はないのだとわかったんです。その結果、親は、自分たちでどうすることもできない迷惑な存在だと言って、この病院に入れられたんです」

Dr.「そうか。で、きみは自分のことをどう思っているの？」

卓也「やはり、自分のしていることは他人に迷惑なことをしているから、迷惑な存在だと思います」

Dr.「わかっているんだね」

卓也「それで、昨夜、高校一年生の人から、きみのやっていることはルール違反だ。ルールを守れないならこの病院を出て行けって、殴られたんです」

Dr.「うん。それで?」

卓也「はっきり言ってくれたの、はじめてなんで、自分は泣きました」

Dr.「泣いた?」

卓也「そうです。こづかれて、痛いと思ってではないんです。……どうして自分が人に迷惑をかけるのか、わからない自分が情けなかったんです」

Dr.「そうだね。もう一度、迷惑かけている自分を考えてみては?」

卓也「はい。自分の存在、生きていてはいけないなら、早く死ねばよいと思うのです。でも、自分は死ねない」

Dr.「生きていたいということ?」

卓也「はい。生きていたいです。前にも死ぬことを考えたことがあるんです。でも、死ぬことは恐怖です。怖いんです」

Dr.「というと、どういうことかな?」

卓也「小さい頃から人の目を気にして生きてきたのも、死ぬことが怖かったからです。

今も人の言動が気になるんです。でも、何かが自分を、人に迷惑かけるようにと、追いかけてくるようなんです」

Dr.「そうか。どうしてだと思う？」

卓也「多分、自信がないから、落ちこぼれの方がいいと考えている自分がいると思うのです」

Dr.「うーん……どんなところで？」

卓也「中学二年まで一生懸命やって、あれだけのことしかやれなかった。それに、自分がいらない子だと思ったら、ますます自分がいやになってしまったんです」

Dr.「わかっているじゃないか。だったら、自信をもてるようにこの際、やってみてはどうかな」

卓也「自信がつけられますか？」

Dr.「自信がつけられますか、という言い方はあまり良くないな」

卓也「えー、どうしてですか？」

Dr.「自信をつけるのは、誰かね？」

卓也「自分です」

Dr.「人から自信をつけてもらえると思うか?」
卓也「わかりません」
Dr.「自分のことは自分でやるという考え方でやらないと。人の言葉に左右されてて自信がつくと思う?」
卓也「つかないと思います」
Dr.「言葉は大切なことの一つだよ。言い方次第でいくらでも自分の心を変えることはできるからな。自分でやろうと思えばやれるし、ノーなら、やはりノーだからな。さーて、きみが本当に変わりたいなら、まず言葉と行動を考えることだな。そして、規則かな……」
卓也「はい。自分も変わりたいです」
Dr.「そうだ。主語を自分にすることからやらねば。まず何から始められるのかな?」
卓也「ルール違反しないこと。運動をすること」
Dr.「具体的にはどうする?」
卓也「朝、起きること。バレーをしたいです」
Dr.「ここでは、バレーはやれないよ」

卓也「どうしたらいいですか？」
Dr.「まあ、毎日一定の時間に一定の身体を動かすこと。何があると思う？」
卓也「……わかりません」
Dr.「いちばん簡単でむずかしいことは、二時間くらい早く歩くことかな」
卓也「歩くことですか」
Dr.「やれるかい？」
卓也「あまり、簡単なので……」
Dr.「そうかな……やってみたら、とにかく」
卓也「はい」

✻ウォーキングでの新しい発見

この日をきっかけに、卓也は毎日歩くことにした。病院では運動療法として、毎日ウォーキングが日程に組まれている。ショートコースは津屋崎の海、街、丘など景色の良いところをめぐる一時間コース。月、木曜は一時間半のロングコース。火、金曜はさらにそれより長い三時間コースが設定されている。行程には必ず職員が付き添うことになっている。

歩き始めて四日目になった時、卓也が次のようなことを言ってきた。
卓也「先生、歩くことは非常に退屈です」
Dr.「何がきみを退屈にさせるのかね？」
卓也「黙々と歩いているだけで、何にもできません」
Dr.「当然だよ。何を見て歩いているの？」
卓也「特に、何もありません。ただ、早く歩こうと思って……」
Dr.「もったいないな。明日からは歩きながら新しいものを三つ以上見つけて、紙に書いてごらん」

歩く時には自分の目の高さより上を見て、胸を張って、新しいものを発見するつもりで歩くこと。自然の移りかわり、草花、風景、行き交う人々など、目に飛び込んでくるものすべてを吸収する。そして、それを〝利用〟すること。この〝利用〟が人によって違う。ある人は会話に生かし、ある人は詩を書くことに、ある人は自然は一日として変化しないことがないように、自分も変化していくことを発見した――そんなことを付け加えた。

卓也は、この自然との関わりで、次第に自分の人生は自分がつくるしかないこと、また、毎日、同じ時間に同じことをすることのむずかしさも感じるようになった。人は、こういうことを通して、意志力、忍耐力、持続力を身につけていくものである。

❇自由と放縦の違いを知る

運動と言えば、病院の治療の一環として、近くの体育館でする運動療法がある。多くの若者は、運動といえば「自由」だと思っている。だがスポーツというのは、やりたいことを一生懸命やるだけではスポーツとはいえない。どんなスポーツも、すべて規則・規律が存在している。自由と放縦の違いを知ってもらうのが、スポーツをする上での重要なことの一つである。

若者たちがバスケットをやる時、規則なしでやらせてみる。すると、争いながらゴールに向かって、遮二無二突き進んで行く。点を入れるだけでよいと言ったら、そこに暴力が生じ、ケガ、骨折が発生する。この遮二無二には、ルールがない。次にルールを学ばせ、きちんと審判をつけて競わせたら、今度はケガとか骨折はないことを知る。このルールの存在が、自由と放縦の違いである。

卓也のバレーは、中学二年生までで、あまりルールのことは考えなかったという。二次性徴が出だした頃から心身ともに成熟して、腕力も言葉もパンチが出てくる。このパンチが、時どきルール無視となり、人を傷つけたりする。卓也は、二次性徴と自分の存在感の希薄さ、ルール無視という状態の中で、心の病気になったのである。

しかし、入院後、同室の患者から真剣に殴られ、少し自分を取り戻しかけてきている卓也は、自分に課せられた運動によってかなり考えさせられたようである。自分勝手にしていることが、自分の生活を苦しくしていることに気づき始めたのである。

卓也は、放縦と自由について考えるようになった。皆が安心して生活をするには、国においては憲法があり、それなりの義務と権利があるのと同様、家庭でも病院でもそれぞれ規則があり、その規則を守ることができないなら、その場所から排除されるか、罰則が与えられるのが当然であると考えるようになってきたのである。

卓也は、これまでにしてきたことの反省をしたいと言う。私は、「反省はサルでもできる。できることなら修正をしてほしい」と話した。

卓也は、「確かにそうです。過去は消えません。自分のしたことは過去としておいて置き、今後どのようにするかを考えます」と答えた。

卓也は見事に新しい卓也になったようである。毎日二時間、運動をして、持続力、忍耐力もつけ、自分なりの規律ある世界を築いていくと言って退院していった。

〈3〉陶芸療法

❇〔症例⑰〕なぜ陶芸療法なのか

古くから存在している陶芸を心身の治療法の一つに加えて一九年が過ぎようとしている。若者たちは、夢中になって粘土をこねくりまわし、少しずつ形を作り出していく。最初のうちは、幼少時期に砂遊び、土遊びに夢中になっていたのと同じように、ただ粘土をこねくりまわしているだけなのだが、やがて手と粘土との相性がよくなっていくのか、次第にろくろの上で湯のみ、杯、お皿、花瓶などが出来上がってくるのである。

この療法を始めて大きく変化するのは、物事に熱中する時間の長さであり、粘土をこねる掌からくる何ともいえない安定感である。何度も作っては壊し、壊しては作る根気のいる作業を無心になって行う、その気持ちの持続度が貴重な体験となるのである。

朋子さんはいつもいらいらして落ち着かず、人に当たり散らす高校生であった。四歳で父を亡くし、母親の手ひとつで育てられてきた。母親は何をする時もひと言が多く、朋子

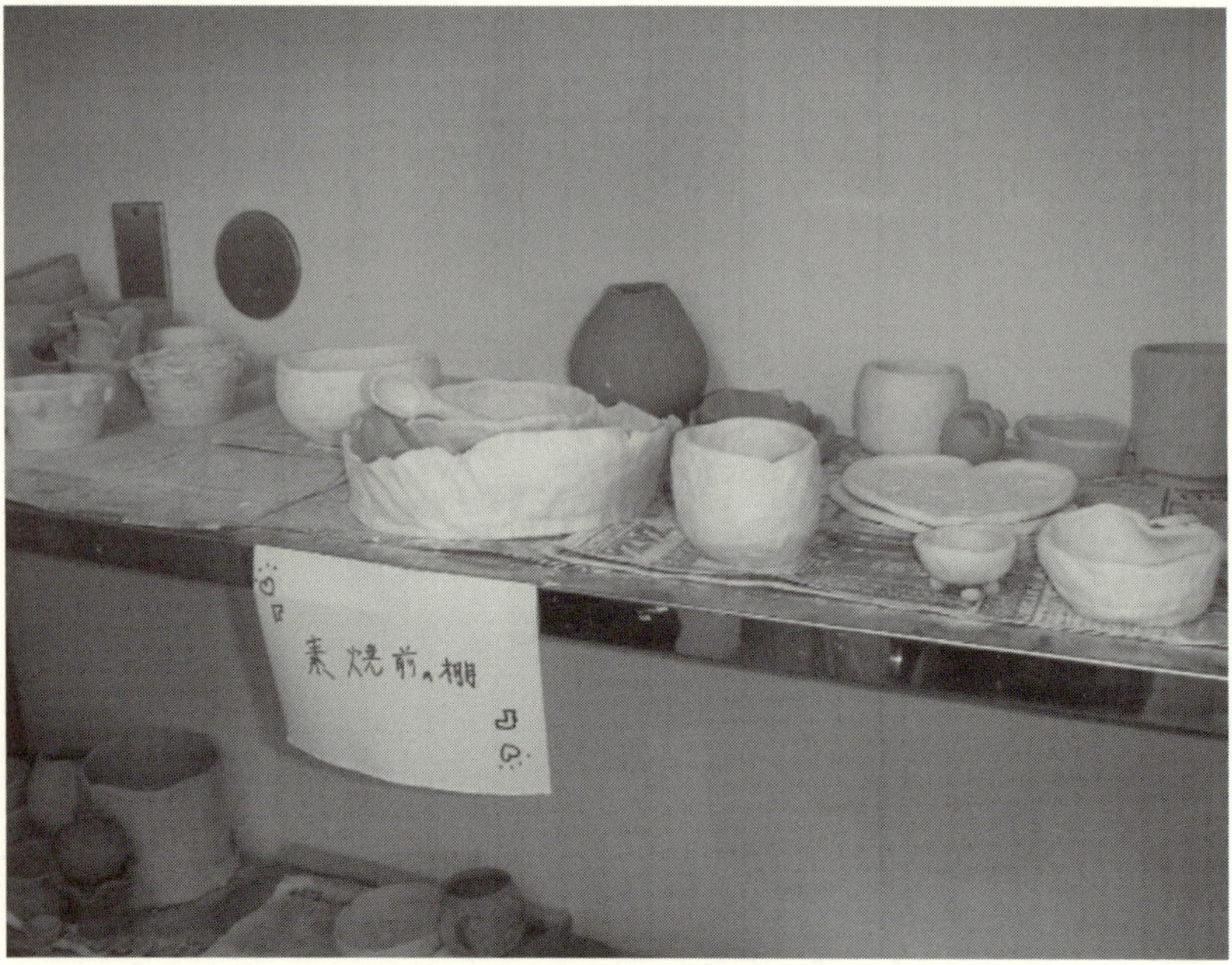

みんなの作品が並べられた棚。上段は素焼き前の作品。

はそのひと言を聞くのが嫌であった。しかし、言い返すことができないまま、自分はどうしたらよいのか途方にくれていた。

中学校に入り、勉強がきびしくなるにつれて、そのひと言がどうしても気になりだし、学業に集中できなくなった。次第に成績は落ち込み、生活も不規則になった。そうしたことが続き、高校生になった五月、とうとう学校に行かなくなった。

一人娘が病気になったと母親は心配し、やっとの思いで病院に連れてきた。朋子も学校が休めると考え、母親の意思を尊重したように見せかけて入院することにした。しかし落ち着きのなさに加え、生活のリズムがおかしくなっていて、その上まだ治療する気にもなっていない朋子は、一日をどのように過ごしてよいか分からなかった。病院での治療は三食、散歩、睡眠などと決まっているものの、どうも病院のリズムに合わないようであった。

その朋子が粘土をこね出したら、何かに取り憑《つ》かれたように夢中になって粘土にはまり出したのである。粘土の種類も硬いものから軟らかいものまでいろいろあるのだが、硬いものほどこねればこねるほど粘着性が出る。朋子は、その硬い粘土を一日中こねていて、それでも飽きず、陶芸の先生の指導もあって、最初からむずかしい花瓶に挑んだのである。母親がいたら、ひと言もふた言もあるところだろうが、ここでは誰も口出しする者はいない。毎日作っては壊し、壊しては作り、ついに彼女は、自分なりに納得のいく作品を完成したのである。

その作品ができてからの朋子は、生活を一変させた。生活態度は良くなり、運動にも積極的となり、生きる意味も考え出し、活動的になってきた。

陶芸は、何度失敗してもまたもとに戻ってやり直すことができ、自分が納得するまで挑戦することができる。若者を熱中させ、おまけに、彼らは好きな人に出来上がった作品をプレゼントする喜びも知るようである。

〈4〉Peer《ピア》（仲間づくり）

本来、Peer《ピア》とは仲間づくりの意味である。青春期内科では、人間関係に何か問題があり、自分の気持ちをきちんと表現できない人が多く、感情を抑圧する傾向にある。そんな感情を表現する訓練の場として、週に二度のPeer（小集団療法）を開催している。水曜日のPeerは患者がふだん感じているが、人に言えない問題について、あえて話し合うことにしている。

最初は誰もが自分を表現し、自己主張することなど躊躇する。しかし人間は適応の動物である。一人が話し出すと、つい、ほかの人もそれに引き込まれて本音を出すようになる。この特性を利用して始めたのが水曜日のPeerである。

金曜日のPeerは、治療者側から若者たちに、知識として持っていてほしいコミュニケーション・スキルについて話をして、その場で実践してもらう。これなども、それまでどのような会話をしていいか分からない人たちにとっては、とても有効な学びの場である。交流分析、感情の表し方、認知のあり方、親子のあり方などについてなど、その時のニーズに応じて行われている。

❇〔症例⑰〕がんこさんの話

水曜日の午後のPeerに、五二歳の男性が、自分に話をさせてほしいと申し出てきた。その日のPeerの参加者は、男子四名と女子七名。普通なら、若者たちが自分の抱えている問題を話し合うのだが、青春期病棟にたまたま年配の患者さんが入り、その人の日頃の素直なもの言いも若者たちには好感がもてていたようで、皆がめずらしく真剣に耳を傾けた。

中年のそのおじさんは、皆から〝がんこさん〟と言われていた。「頑固」という意味は、食事中も昔の人（？）らしく、しゃんと背筋をのばし、ハシの持ち方もきちんとして、食事は何でもおいしいと言って食べ、出されたものを残すなど、とんでもないという人であった。若者にとっては「一世紀前の人」を見るような印象だったのだろう。そのがんこさんの話である。

《私の家は、代々百姓でした。祖父と両親と妹の五人家族です。残念なことに、父は四歳の時、事故で亡くなりました。その後、母と祖父が一家の担い手で、特に祖父のしつけはきびしく、朝は早くから家の手伝いをさせられ、学校から帰ると、他の子どもが遊んでいるのに、自分は田畑で働くことになりました。とにかくきびしく、母に甘えることも、助けてと言うこともできませんでした。母は、父が死んでから、家のために女を捨てて貧農の家で黙々と働いていました。

一七歳の時、全身の筋肉が硬くなり、痛くて動けなくなりました。仕方なしに病院に連れて行かれたのですが、医者は、「これは神経症だ。放置しておいてかまわない」とのことで、母も祖父も「甘ったれが！」ということで、以前よりきびしい負荷がかけられて働かされました。当時、高校三年生だったのですが、大学など行かせてもらえず、卒業したら農業一筋で働かされることになりました。

身体は悲鳴を上げ、ますます全身がこわばり、呼吸困難、手足のしびれ、舌のしびれと、感覚異常がエスカレートしていったのです。この状況を見て、母と祖父は再度、病院に連れて行ったのですが、医者は、心気症だと言って取り合ってくれず、その後、多くの病院をたらい回しされることになりました。

以来、約三〇年間、あちこちの病院を転々としましたが、症状は改善しませんでした。二年前に、「自分はまだ子どもだ」と思い、この青春期内科の門をたたくことにしました。

だいたい若い人ばかりの所に、こんなおっちゃんが入って申しわけないと考え、恐る恐る診察室に入ったのですが、そこに優しそうで、おっかない先生がいて（笑）「どうしたの？」と優しく声をかけてくれたので、ためらうことなく、今までの症状について話しました。「苦しかったんだね」という言葉に、思わず涙があふれてしまいました。

いろいろな検査をしましたが、特に異常がないと告げられ、また薬の山かと思っていたら、「いいかな、長い時間かけてつくられてきた病気だ、時間をかけてゆっくり解きほぐしていくか」と言われました。

がんこ「解きほぐすのですか？」

Dr.「そうだよ」

がんこ「どうしたらよいのですか？」

Dr.「あなたが自分のことを何とかしたいと考えているのだったら、少しずつ認知しながら、過去を整理していけばよいのでは」

がんこ「僕にとって、過去は良いことなど一つもありませんし、整理するものもありません」

Dr.「そうなの、治したくないの？」

がんこ「いいえ、そうではないのです」
Dr.「これは、ドクターと患者さんの共同作業だよ。相手が自分のことを真剣に考えてくれていることがわかれば、たとえだまされたとしても悪意は持たないだろう。そんな関係を持つことだよ。やれるかい」
がんこ「じゃー、だまされてみます」
Dr.「最初は、自分の病気を自分でつくることだな」
この言葉にはまいりました。自分で症状をつくり、苦しめと言うのです。これまで以上の苦痛が出るのではないかと不安になり、そのことを先生に告げると、
Dr.「どっちみち、すぐに治る病気でないし、自分でつくろうがつくるまいが、今まで何十年と苦しんできたんじゃないの。それをただ自分の意思で出してみるだけじゃない」
考えてみれば、今まで自分は症状を拒否してきていました。
がんこ「症状を出さないように、出さないようにと、努力してきたのに」
と、先生に告げると、
Dr.「どんな努力をしたの？」

がんこ「薬を飲んだり、リラックスしようと努力したり、自律訓練もしてきました」
Dr.「そうか、じゃ、その症状は何で出ているのかね？」
がんこ「えー、何で出ているのか、考えてもみませんでした」
Dr.「じゃ、これから考えることだね」
がんこ「どう考えるのですか？」
Dr.「そうだね、一つのヒントとして、どんな時に、どんな症状が出るのか、またその時の感情を考えてみることだね。それに、できれば頭で考えないで、紙に書いて考えてください。同じことが出てきても面倒臭さがらずにね」
がんこ「そんなこと、今まで言われたことないので……。でも、わかりました。一度、だまされてみます」と答えました。》

❇心が淋しいと言っている

《その後、自分は症状が出るたびにその症状と向き合い、どうして症状が起きるのか、紙に書きました。すると、首から肩にかけて筋肉が硬くなる痛みは、自分の言いたいことが言えない時にひどくなることがわかりました。また頭とか、下顎《かがく》の痛みなどは、相手に自分の存在が無視されたような時に出てくるのがわかりました。

入院後、先生から、自分の思ったこと、考えたことを言語化しなさい、感情の背後に必ず何かの思いがあるはずと言われていたのですが、入院している患者さんは自分以外は皆若い人ばかり、甘えることもできずにいました。

でも一度、どう思われてもよいと思い、心が淋しいと言っているみたい、その心は、人にかまってほしい、さわりたい、触れたい、触れられたい、話してほしい、思いきり自分のわがままを出してみたいなどの気持ちでしたので、思い切ってナースに、「少し肩をさわってください。もんでください」とお願いしてみました。

ナースは快くそのようにしてくれ、とても心地良かったのです。ついで私が、セクハラになるので言ってはいけないと思いながらも、「ナースの肩、もんでいいですか?」とつい言ってしまいました。でも、心の中はさわやかでした。

その後、家に外泊した時、母親に「本当のことを言っていいかな?」と聞いてから、「自分は小さい頃からお袋に甘えたかった。こんな年でも甘えたいんだけど、だめかなあ」と言ったら、お袋は「とんでもない、どうしてほしいの?」と言うので、「背中、さすってほしい」と言ったら、「わけもないことよ」と言って、さすってくれたのです。それがとても嬉しかった。だから逆に、母の背中をもんであげました。母はとても気持ち良さそうにしていました。

こうして私は、やっと自分の思っていること、自分のしてほしいことをすることができたんです。

この小さな事件以来、自分は、自分のしてほしいことを、人にしてあげてよいのだと思えるようになったのです。》

❇みんなの討論／「甘え」ってなんだ？

がんこさんのこの長い話を聞いて、若者たちは深く考えさせられたようだ。がんこさんの中には、今の若者にない「心」が存在していた。日常気楽に冗談を言い合う仲間たちとは違い、いつも何か抑圧に耐えている人間がいた。しかも、年齢は自分の親、もしくはそれより上である。それなのに、語られた内容は自分にも重なるものがある。

その後の話し合いで、最初に話題になったのは「甘え」についてである。「甘え」ってなんだ？　健夫は言った。

健夫「自分はひとりっ子で育った。中学までは身の回りのことは親たちが全部してくれていたみたいで、いつも母親が自分の側にいて、淋しいと感じたことはほとんどなかった。食事から、学校に行くこと、勉強のこと、友達のこと、遊びのこと、すべて親が関与していたみたいで、自分ですることはほとんどなかった。

しかし、中学三年になって、受験勉強のこと、異性のこと、友達とのことで、親に言えないこともたくさん出てきた。一つひとつ解決しようと思うが、どうしていいかわからない。友達は皆、自分で決断し、行動している。自分が今まで考える機会を奪われてきていたのだとしみじみ感じた。自分は何もやれない存在だとわかった時、家から出ることができなくなってしまった。多分、小さい頃から自分がしなければならないことを母とか父が先取りしてやってくれていたのだと、今になってわかった。これが甘えなんだ。その点、おじさんは逆で、人の心を先に読んでしまって、自分の感情を出さなかったみたい。ある意味では、僕とは全く反対の人のような気がする」

春子「そうね、健夫くんは知らないうちに自分のすべきことを親にされてしまっていたみたいね。いわゆる母子密着とかいうのではないかな。でも、健夫くんはよく病院に入ったね」

健夫「はじめは入れられたんだよ。自分でも、一人で部屋にとじこもっていてはどうしようもないって思って。家にいる時は頭痛、腹痛、全身のシビレなどが出ていたから、自分は外に出られないと合理化してたところがある」

静子「私も、甘えていたタイプかな。というのは、これまで自分の都合が悪いと思ったことは全部、親にしてもらってたみたい。親は私を励ますつもりからか、いつも『あなたはできる人、やれる人、失敗のない人』などと言うの。そのため、何かしようとすると、いろいろと考えをめぐらし、完璧にやれるというめどがつかないと動けない。その私が高校を卒業して大学に入り、一人で生活を始めた時、やろうと思うことを用意するのにものすごく時間がかかってしまって、全然、動きがとれなくなってしまった。結局、社会不適応となり入院、つまり、甘えの最たるものになっていたと思います」

健夫「そこだね。たしかに、一人で何かする時、失敗を怖れていると言いながら、実は、失敗するようなことはできれば避けたいと思っていたと思う」

静子「つまり私たちのように甘えがありすぎても、おじさんのように甘えられなくても、どちらも、生きるのに動きがとれなくなるということ？」

健夫「そう思う。おじさんみたいに甘えが全然出せないことも苦痛だろうが、甘えっぱなしも苦痛だ」
Dr.「では、どうしたらよいと思うかね？」
静子「やはり、私の場合は意識的にいろいろなことを経験し、失敗することかなと思う」
健夫「僕もそう思うけど、やはり失敗すると人がどう思うのか、変に考えてしまって、動きがとれなくなるな」
静子「動きがとれないって……」
健夫「頭の中で、こうして、ああして、と考えているのだけど、いざとなると尻込みして、つい安全な方を取ってしまうか、誰かがやってくれるまで待つとか、ある意味で卑怯なのかなあ。でも今は、ここで自分の弱さを出すことができてよかった。これからは自分が失敗しても、皆がそれを当然と思ってくれるから。その点、おじさんはスゴイよな。ナースに自分の思いを直接ぶつけて触れ合いをするんだから」
がんこ「本当はみんなとも触れ合いたいんだけど、色ぼけとか変態とかいろいろ言われるのが怖いから（笑）。でも、少しずつ……」
Dr.「まあ、がんこさんの場合、いちばんしなくてはならない人は、自分の奥さんじゃないかな……あ、これはよけいなことかな（笑）」

〈5〉小集団療法

入院してくるほとんどの若者は、左の手首にリストカットの痕が生々しく、あるいはそれとわかる過去の傷痕が鮮明に残っている。小集団療法で、ときにそんな問題がテーマになる。

❈リストカットするのはなぜ？

Dr.「皆の意見を聴いてみたい。まず最初は、どんな時にリストカットをするのかな？」

由香「私は、自分の中でいろいろ考え、もうこれ以上考えたらどうにかなると思うと、知らないうちにカミソリを手に持ち、左手首から腕にかけてサーッと切る。血が出てくると、なんかホッとする」

Dr.「そうか。痛くないか？」

由香「痛いというより、なにか、気分の転換ができるような気がする」

圭子「私は、親と話し合っているうちに、いつの間にか親のペースに乗せられてしまい、それにいらだって自分の感情が怒りに変わっていくの。そんな時、黙って部屋に入って、胸に一〇本くらい傷をつける。そうしたらじわじわと血が出てきて、怒りが消えたようになる」

Dr.「消えたようになると、感情は?」

圭子「一応、治まったように見えるんですが、なんか、切るたびに怒りは大きくなっているみたい。だからほんの少しのことでも簡単にリストカットするみたい」

Dr.「みたいって、他人事じゃないか」

圭子「そう。他人事で、なんか、痛いというより、自分の中で発散の一区切りにしているみたい」

Dr.「そうか」

華子「私は、自分でおかしいと思うんですが、付き合っている彼との付き合いがだめだな、これで終わりかなと感じた時、リストカットしているみたいです。だから、浅くする。今になってみると思い出。でも、その思い出が苦痛になった時など、再びその上に少し深くリストカットするみたい」

Dr.「付き合いが終わりかなと感じた時、リストカットするというのは？」
華子「リストカットすると、男の人って、可哀そうと言いながら、あまり相手にしてくれなくなるものよ。だから、別れたいなあと思ったら、カットかな」
Dr.「自分への、あきらめのしるしみたいなもの？」
華子「そうね。未練がましいけど、悩むよりカットを選んでいるみたい」
Dr.「うーん」
章夫「俺だって、時にするな。俺の場合は父親が勉強のことでうるさいのさ。同じことを言うんで、こちらがいい加減に答えると、必ず『おまえは何もやれない奴だからな』と言うので、そんなことを言われた後にも必ずリストカットする。すると、父親が『簡単にやれるからな。本当にしなくてはならないことはやれてないじゃないか』などとへらず口をたたくので、また怒りが出てやってしまう」
Dr.「聞いていると、どうも意識的にやっているケースが多いように聞こえるが、どうなんだろう？」
民夫「僕は、意識的というより無力感が出てきて、どうしようもないという衝動がさせているようです」

Dr.「そうか。衝動ね」
由香「私だって意識してやっているのではなく、ある意味では衝動かな」
圭子「私も、好きでやっているのでなく、頭が混乱してきて、結果としてやってしまったと思う」

❇リストカットを止めるには

Dr.「じゃあ、どうしたらリストカットを止めることができると思う?」
華子「私は、自分の命が大切だと思うので、死にはしないと思う。でも人の見方を知り、自分がコントロール可能な大人に成熟したらやらないと思う」
Dr.「人の見方って?」
華子「男の人が自分に対して真剣かどうかがわかればよいなあと思う」
圭子「真剣って言うけど、その時その時、いつもみんな真剣って言うじゃない」
華子「だから、そこをどう見極めたらよいのかがわかればいいと思うの」
Dr.「ちょっと話がそれるが、みんなだいたいどのくらいの期間、付き合うのかな?」
華子「そうね、だいたい二〜三カ月かな」

Dr.「うーん、二〜三カ月か。皆はどう思うか考えておいて。本題に戻すよ。リストカットしないようにするには？」

和子「私もよくリストカットしていた。それは、父親がなんでも一方的に押しつけてくるの。こちらの都合なんて全然考えてくれない。先日も自分のことを理解してもらおうと話しかけたら、『未成年のくせに、親の言うことを聞いておけばいい』と突き放されたし、夜など遅くなって九時に帰ったりすると、暴力をふるうの。もう怖くって。父親の前に行って話すの、恐怖！　その恐怖がリストカット。だから私の場合、父親が変わってくれるか、または私が二〇歳になって、早く家をとびだしたい」

Dr.「つまり、親から離れたいという意味？」

和子「はい。でもむずかしいかも。だって、今でもアルバイトもさせてくれないし、どうお金を稼ぐかも知らないので、二〇歳になって家を出ることができるかどうか、とっても不安。だから今、この病院でゆっくりしているしかないのかなあ」

Dr.「恐怖の対象の解消が問題か……。これも別の日にしよう。他には？」

章夫「僕の場合、父親が自分を一人前の人間として認めてくれて、自分が自由になったらいいのかな」

Dr.「自由になったら……OK?」

章夫「多分ね。そう思いたい」

Dr.「自分が変化することは考えないの?」

章夫「もちろん、自分も変化したい」

Dr.「どんなふうに変化したい?」

章夫「自分のことは自分でやれて、自分の生きがいを見出し、継続することかな」

圭子「私は、怒りのコントロールが可能になればいいと思う。できるなら、怒りの根っこをきちんと見極めることができたらいいなと思う。そうしたら、衝動みたいなのはなくなるんじゃないかな」

Dr.「皆も、今後、リストカットしないために、どのように自分をコントロールすればいいか考えてほしい。実は少し前、リストカットして本当に失血死した女性がいた。はじめは面白半分でリストカットしていた。そして、自分は決して自殺などしないと言っていた人だ。しかし、ある時、付き合っていた男性から完全に縁を切られてしまい、自分の生きがいがなくなったと思い込んで、大きな刺身包丁で骨に達するまで突き刺し、失血死した。しかも、家族がみんな留守の時にだよ。遺書が残されていて、『自分はこのようなことをするつもりではなかった。先生にも約束したのに、自分の生きがいがなくなり、誰も信ずることができなくなった。ごめんなさい』とあったんだよ。

自分の身体を傷つけるということは、自分を大切にしていない証拠だよね。ということは、自分の存在を否定していることにつながる。自分に自信を持ち、自己評価を高め、自分が有用な人間になればリストカットはしないですむようになると思うよ」

❇背景に若者たちの「言葉の欠如」

リストカットする若者は実に多く、青春期内科に入院して来る若者もその八割近くがリストカットの経験者ではないかと思う。

私は彼らに最初に会った時、ごく普通に「あ、リストカットやってるね」と声をかけることにしている。リストカットする若者はたいてい中指から小指にかけて腕の下側を、斜線を入れたように切っている。掌を上にすると、下側が切りやすいということもあるのだろうが、動脈があるのは親指の側（腕の上側）、下側には動脈はなく、切っても即、命に関わることはないからである。

動脈を切るような子はうつ病とか人格障害が疑われるので、自殺する気があるかどうかを確認して、「ある」と言えば、うつ病等の治療をしなくてはならない。そうでない子には、「自分がどうしてリストカットするかわかる？　リストカットする時、何が浮かぶ？」などと質問する。

すると、失恋した子の場合は、失恋した相手への怒りや憎しみがあったり、親への憤りがあったりで、必ずそこに何らかの原因があることがわかる。その原因を聴いて、どうしてそうなったか、きちんとその理由を順序だてて聴いていくと、必ずといっていいほどリストカットはしなくなるものである。

「聴く」ということは「たくさん質問を出す」ということで、質問に答えていけばいくほど、自分の中に問題があることがわかってくる。そしてその中で、彼らは回答に困る。返答に困るということは、自分がどうしてもリストカットをしなくてはならない理由はないということなのである。そんな彼らに、私はこう言ってあげることにしている。

「リストカットは自分を傷つけることだから、あなたは自分を愛していない子だね。ということは、あなたは人を好きになることはむずかしいね。本当に人を好きになるなら、まず自分を愛してほしいな。でなければ、人に愛されることはまずないよ」

青春期内科での治療の中で、リストカットは比較的楽な方だと思うが、それはひとえに、リストカットをどう位置づけるかにかかわっている。リストカットをサインと見るのか、境界線の人格障害と見るのか、あるいはかわいそうと見るのか――。

私の場合は、サインだと思っている。サインを出しているということであれば、なぜそれを出しているのか理由がわかれば、解決が可能ということなのである。

リストカットが目立ち始めたのは一九八〇年代前半からだが、いったいなぜこれほど多くの若者がそうした自傷行為をするのかという疑問には、私は「若者たちの言葉の欠如」という問題があるのではないかと答えることにしている。彼らは無意識の意識の中で「自分の思いを聞いてもらえない」と、自分で自分に思い込ませているのではないか。そこに「言葉」や「感情」を大事にしたいという私の治療意図が重なるのだが、残念なことに、近年のケータイ文化の普及は、さらに若者から豊かな言葉や感情を奪っていっていると思えてならないのである。

〈6〉親子カンファレンス

❇親と患者と医療者で話し合う

親子カンファレンスは、親と患者と医療従事者の相互理解のために開催しているものである。

入院している若者を診ていると、親が何を考え、何を求めているかわからないことがある。親が若者の自立（律）を大いに阻害しているのではないかと思われるケースにもしばしば遭遇する。若者は一生懸命努力しているのに、親が全く理解を示さず、そのエゴイズムに失望して治療をあきらめようとしている場合さえある。

もともと、親と子の問題については、若者・両親・ドクターを含んだ家族面接などもするが、ややもすると、若者の意思が出しにくく、親の意見のみで面接が終わることも少なくない。また、最近の親は自己主張が強く、子どもや医療従事者の意見など聞かず、自分の言い分が正しいと強引に主張する人も多い。

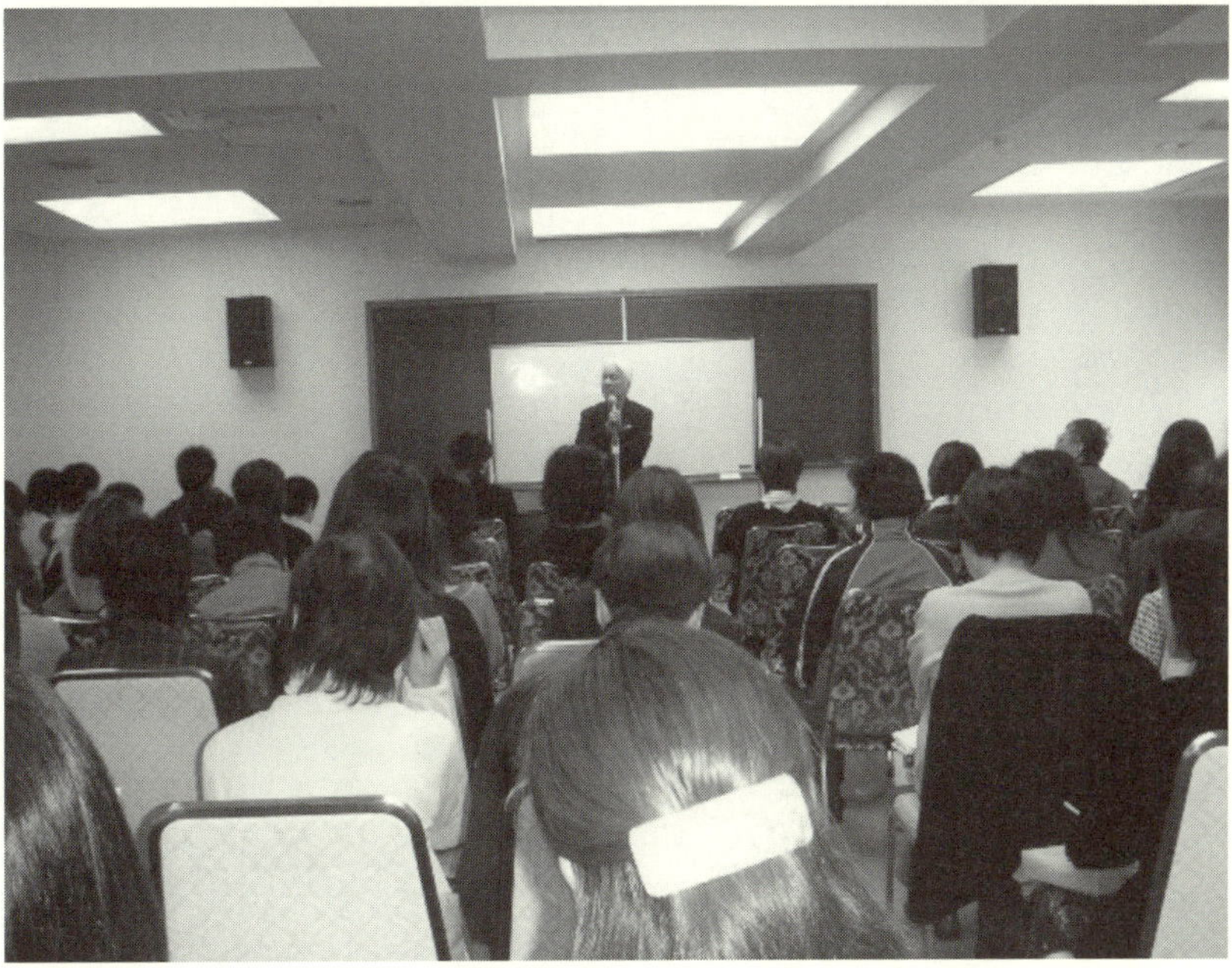

親子カンファレンスの会場を埋めた親子を前に話をする筆者。

その一方、親によっては、自分がこの子をだめにしたのではないかと思い込んだり、他人と比べて自分は変な親でないかと考え込んだり、時には、父親・母親失格でないかと自己嫌悪に落ち込んでいる親もいる。このような悩みを、親と子で直接ぶつけ合って話し合えたらお互い楽になれるのではないかと考え、始めたものである。

親子カンファレンスは病院近くのホールを借りて、年四回ほど、だいたい三カ月に一度くらいの割合で、親の参加可能な土曜日に開いている。朝九時から始まり、午前中は親と若者たちの意見交換、ここで若者たちは親にズバズバ質問したり、苦言を呈したりする。毎回の参加者は、全国から駆けつけてくれる親たちも含め、ほぼ八〇名。親たちは、わが子からのきびしい問いかけにたじたじとなる場面もありながら、それでも必死に、いま直面している問題に向き合おうとしている姿はなかなかほかでは見られないものである。

午前中の三時間、全体でのディスカッションはドクター（私）が司会する。私が司会を担当するのは、ふだんからインタビュー、集団療法、そのほかの面で、医師として、友として、時には親として、兄として、若者たちとかなり多く接触しているので、その信頼関係を軸に、たとえ大勢の場でも、若者たちは日頃ドクターに話す時のようにリラックスして発言できるということがあるからである。

この親子カンファレンスはいつも若者たちが期待していて、カンファレンス当日まで、自分が親に何をわかってもらいたいかのメモを作り、発言の用意をして待っている。

当日になると、女の子はほとんどが外出着で自分を飾りたて、カンファレンスの場に出席する。これなど自分はもう一人前の女性であると、親に訴えたい証でもある。

❇親子カンファレンスを「聴き合い」の場に

いよいよ開会の九時半。最初、私の方から、今日のカンファレンスを相互理解の場にしたいこと、同時にこの場は話し合いというより、むしろ「聴き合い」の場にしたいということを訴える。

いわゆる「聞き合い」は、多くの家庭で行われていそうなので、いつも「きく」とはどういうことかを話すことにしている。

「きく」には、聞く・聴く・訊く・尋く・掬くなどの表現があり、まずこの言葉の説明をする。

聞く＝この字は、門構えの中に耳が入っている。意味は、自分の理解していることのみ耳にして、自分の解っていないことは聞き流すという意味がある。

聴く＝耳に、十四の心があるということを示している。一つの言葉に、できれば十四くらいの疑問を感じて、理解できなければ真剣に教えを請う気持ちを抱き、相手の言葉に耳を傾けることである。

訊く＝「聴く」ときに疑問に思っていたことを、理解できなかったから説明してくれという意味が含まれている。

尋く＝これは尋問のための「尋く」であり、自分の意見とか、思いすごしの心があり、相手を無理に一つの方向に導き出そうという意図と同時に、相手をかなり威圧する傾向にある言葉である。

掬く＝これは、静かな寺院のたたずまいの中で、縁側に座って庭をながめながら、自然をありのまま受け入れる「掬き方」である。風の音、竹の葉の揺れる音、流れる川のせせらぎなど。人にたとえるなら、その人の表情、姿勢、服装、話し方など、言葉で表現しきれないものまで感ずる心である。その人の人柄などもその中に入るかもしれない。

こんな話をした後、若者たちに、親に訴えたいことをめぐって発言の口火を切ってもらう。多くの場合、ふだんあまり皆の中で話さない若者が手を挙げ、それまで秘めてきたことを話し出す傾向にある。トップの発言者は一〇〇人近い親子が居並ぶ中、沈黙を破って話し出すのだから、かなりの勇気が必要である。しかし、この日もそれまで寡黙と思われていたえりさんが、すっくと立って話し出した。

❇子どもの意見に耳を傾けて！

えり「私は今まで親に反抗したことはありません。しかし、この病気になって気づいたのですが、私はこれまでずっと親の言いなりになってきたと思います。病院に入って自己表現を学習し、先生からいつも『自分の思っていることをきちんと言わないと、人は理解してくれないぞ』と言われています。だから私は今ここで、自分の思ってきたことを話したいと思います。

一つは、私は家にいる時、親の言動には逆らえませんでした。そしていつも自分の感情を抑圧してきました。私の親はよく私のことで言い争いをします。私が何も言わないので、父と母は最終的に、ケンカ状態になります。私は一度、自分は将来、このようにしたいから黙って見守ってほしいと言いました。でも、無視されます。だから、ある時から言葉を出さなくなりました。たとえ出したとしても無視されるのです。その無視が嫌だから、黙るしかないのですが、そうすると、父と母の言い合いになります。そして、一方的にどちらかの意見が優位を占め、その結論を私に押しつけてくるのです。とっても嫌です。子どもの意見に耳を傾けてください。できれば、どうして私のことでケンカになるか教えてほしいと思います」

えりは、半分泣きながら、こう切り出した。横にいる両親は双方顔を見合わせ、どちらが返事をするか、つつき合っていたが、しばらくして、父の方がマイクを取り、話し出した。

父「娘がこんなにはっきりものを言うとは思いませんでした。娘は、自分で自分の将来のことなど考えられないと思っていました。たしかに、娘が何か言っているなとは感じていましたが、それまでの生活を見ていて、実行しないのではと思い、親の意見を押しつけてしまったようです。子どものことだけでなく、自分たち夫婦は経済的なこと、人間関係のこと、仕事のことなどでよくトラブります。特に人間観では、いま考えてみると、自分の方が悪かったかなと反省しています」

この父の発言に、えりはもう一度立ちあがって言った。

えり「よく先生が言いますが、反省は簡単、修正が重要だと。お父さん、修正してほしいです。私への考え方も、お父さんの言動も」

私はそれに対し、「よく言えたね。たいした度胸だ」とえりを励まし、「で、ほかには！」と次の発言をうながす。「ハイ」と続いて手をあげたのはサナエさんである。

サナエ「私は、母の存在がストレスです。母は私の調子が悪い時でも自分のことを言い続ける人です。母は、私をはけ口のようにしています。私は生きている意味がないんです。

私の母は今日来ていません。私は、母に期待しすぎているのかもしれないけれど、私のどこがわからないのか質問してほしい。私に腹が立っていることを言ってほしい。私に関心を示してほしい！　今は、自分がいてほしい存在なのかどうか、わからなくなっています。父は、抑圧的な言葉を言うのをやめてほしい。私は両親のことを好きなんですが、両親とうまくいっていないんです。両親からは『縁を切る！』と言われて、その言葉がつらい。弱い自分を実感しているから強い自分をつくるために自分にきびしくしなくては……」

続いて、長い髪で、濃紺のワンピーズが似合うレイコさんが手を挙げた。

レイコ「三年前、私はひどい状態になりました。うつ病になることは悪いことだという価値観の中で、私は自分が理解できず、苦しみ続けました。エリートコースからの転落の人生です。今でも悲観しています。親の愛情というのも疑わしいものです。今日ここに参加している親たちに聞いてみたいんですが、世間体とか体裁でカンファレンスに参加しているんじゃないですか。言葉でいろいろ言うのは簡単ですが、心は疑わしいものです」

この発言に、一人のお母さんが立ちあがった。舞さんの母である。

❇涙ぐむお母さんたち

母「いまレイコさんから、親の愛情というのも疑わしい、今日ここに来たのも、世間体とか体裁なんじゃないかという発言がありましたが、もし私の娘が、私と夫のことを、世間体でここに来ているんだと思っていたら、私は生きていけないです。私は昨年、乳がんを再発し、手術を受けたんですが、再発の告知よりも娘の病気の方がずっとつらかったです。苦しかったです。母親というのは、自分のいのちより、子どものいのちを助けたいと思うものです。私が、娘に望むことはひとつ、自分からいのちを絶たずに寿命まで生きていてほしい。それだけです。生きているということが、どんなに運のいいことか、私はがんになって学びました。勉強とか、学校や仕事に行く行かないかなんて、どっちだっていいんです。娘の病気が治っても治らなくても、どちらも大切な娘なんです。舞は、私のことをどう思っていますか？　世間体でここに来ているって思っている？」

舞のお母さんは泣きながら娘に問いかけた。会場のお母さんたちも涙ぐんでいる。舞がマイクを手にして、こう発言した。

舞「いいえ。私は、お父さんもお母さんも私のことを本当に心配して、ここに来てくれていると思っています。世間体とかで来ているとは全く思っていません。ただ両親には、自分の体のことを一番大切にしてほしいです」

そのやりとりに、再びレイコが手を挙げた。

レイコ「今、舞のお母さんの言葉を聞けて良かったです。舞のお母さんは生きているだけで、それでいいんだって言ったけれど、私は自分に自信がありません。私は痩せてこの体型を維持していくだけが、私のとりえでした。リストカットをしたり、自律神経の病気になりましたが、最近は拒食過食もずいぶん良くなりました。これからは、英語の勉強をして海外に行きたいと思っています。今できることを、今やって自信をつけていきたいんです」

続いて立ちあがったのは、レイコのお母さんだった。

母「娘の意見、ショックでした。母として今後の自分のあり方を考え、気づく言葉でした。私は口べたで表現のしかたがうまくないです。それは、私自身の育った環境も影響していると思います。コミュニケーションの不足を感じています。でもね、レイコ、見てほしい。私は広島から、毎週あなたに会いに来ています。離れている時も思っています。レイコとの距離を縮めていきたいです。気づきが遅くてごめんね」

お母さん、お父さんの発言がさらにつづく。

母「親の気持ちは、皆いっしょです。うちは、父親が子どもを怒ったことがない人です。私は、小さい時から『ヒカルは手がかからないから、いいね』って言いながら育ててきました。大学に行った頃、ヒカルは自分から何かを言うことがなくなっていました。親の責任だなあと感じています。もっと子どもをきびしく育てないといけなかったと思います。『人に気をつかわず、自分のことだけ考えて気楽に生活しなさい！』って言うんですが、そうなりません。時代の病気ですかね」

父「ヒロコの父親です。子どもは親の背中を見て育つといいますが、そうではなく、もう少し話をすることが必要だったなあと思います。娘はこの病院に長いことお世話になっています。社会生活が苦手な方に進んでいるようにも感じます。でも、最近、娘が医療事務の試験を受けました。ほめ言葉を言いたかったのですが、口べたなので、メールしました」

母「娘が二回目の入院をしました。ショックを受けました。姉妹の中で一番元気な子だと思っていました。運動も勉強もがんばって、バレー部のキャプテンとしてよくやっていました。夫に似て強い子だと思っていました。子どもは、育てたように育つといいますが、私は今、娘を受け入れようと一生懸命がんばっています。今日の会でも、まず親である自分が発言しないと、心の中で思っているだけでは伝わらないんだと思い、手を挙げました。森先生に、私たちのことも何もかも話して心をカラにしてほしいです」

保護者たちの発言が続く中、割って入ったのはケイタだった。

ケイタ「僕は、自分に自信がないです。ふりかえってみると、子どもの頃、何か入選しても、親からほめられなかったです。国語の試験ができても、親からは『算数ができていないわね。もう少しやって』と言われてきました。今は専門学校に通っていますが、『三年で卒業せんとね』と言われます。ほめられたら伸びると思うのですが、ほめられなかったら自信がなくなると思います」

伯母「ケイタの伯母です。母親が仕事で参加できないので、今日は私が来ました。親子の絆がこんなに深いものかと、つくづく感じました。ケイタ、いま何をしてほしい？　何を望んでいるの？　あとでもいいから話してね。家族のみんなは待ってますよ」

✻ホンネが出てくる親子カンファレンス

こうして三時間、お昼まで休憩なしで語り合いが続く。

このように多くの親が集まり、若者を前にすると、親自身、良い格好はできなくなり、本音が出てくるのも親子カンファレンスの良さである。理想論的な話が出ると、必ず若者の方がそれを見抜き、「それ、現実でなく、格好をつけているのでは？」と反論が出るのである。

司会をしていて感じるのは、若者も親もこの機会を通して、少しでも相互理解を深めたいと思っているということである。また、この機会でないと親に話すことがむずかしい、この機会だからこそ、皆の前で父母のことをバラして少し溜飲《りゅういん》を下げたいなどと考えている若者もいるようである。それなりに親を追い込んで、ふだんの鬱憤《うっぷん》を晴らしたいのだなと、私は内心ニヤニヤしながら、彼らの心中を推し量るのである。

昼食は三々五々、家族で集まったり、若者が友達の親をかき集め、集団になって楽しく食べる光景が広がる。

午後は薬剤師や、看護部、栄養部の部長クラスが、パネル・ディスカッションをし、質疑応答がある。薬剤部からよく出るのは、眠剤の服用の仕方、精神安定剤の使い方、アルコールと薬などである。栄養部からは、食物とカロリー、間食と主食の関係、メタボリック・シンドロームにならない食事などの話が多い。看護部からは、タバコと規則、睡眠と朝起き、若者の日常生活などが話される。

❇親も子も楽しみを持つ人生を

最後に、ドクター（私）から「若者と親の関係」について、親や若者の疑問に答える形で話をし、最後をこんなふうに結んだ。

「ここに来る子どもたちは、自分は二の次だと思っている人が多いです。しかし、自分を大切にしてほしい。親も子も、まず自分がスタートです。そして、自分以外の人を好きになったら、自分を大切にするのと同じように、その人を大切にしてほしい。人を大切にするということは、自分を大切にするということです。私は長い間、ここで青春期内科の医師の仕事をしてきました。『先生、きつくないですか?』とよく聞かれます。『いいえ。自分の趣味だからOKなんだ』と言います。すべて自分が大切、スタートは自分です」

「私がしばしば感じるのは、若者たちが自分の言葉をもっていないということです。自分の言葉や行動を、親やジジババに取られてしまっているんです。いい感情をきちっともってほしい。今をいやいや生きてほしくないんです。たとえば、一週間以内に楽しみをつくること。遊びに行こう！　食事に行こう!と、身近な楽しみをもつことっていいですね。将来、自分はこんな人間になりたいという楽しみも確実にもってほしいなあ」

「親子の関係は時代とともに変わってきました。戦後、まだ日本が貧しかった頃は、親が子に一方的に押しつける関係でした。『勉強しないとイイ大学に入れないよ！』と言われ、子どもたちは過敏性腸症候群や、頭が痛いなどと体で反応していました。次に高度経済成長を経て、日本が豊かになった頃から、親から半分満たされていない子どもたちが目立ち始め、この頃から若者たちがひずみ始めました。自分勝手でいいや！です。ついにはテレクラ、援助交際などですね。ところがその頃から呼吸が苦しい、手足がしびれると訴える若者が増えてきました。親子はいっしょにいるのに別々、親の思っていることと子どもの思っていることのすれ違いが出てきました。相手が何を思っているのか、もっと聴き合いをしてほしいです。相手をわかろうとする気持ち、『これはどういうことなの？』と聞ける間柄になってほしいです。ともあれ、自分と相手のことを思いながら、自分と相手のためになる人間になりましょうや！」

日頃、わが子のことで悩んでいる親たちからさまざまな問題が出され、話し合う親子カンファレンス。この親子カンファレンスも二〇〇七年秋で五七回を数える。この話し合いが、その後の親子関係に少しでもいい影響をもたらしてほしいと願うものである。

私が歩いてきた道
──あとがきにかえて

私は名古屋市に生まれ、大学を卒業するまで名古屋で暮らしていました。医学部を卒業して一年のインターンを修了すると同時に、九州・福岡へと旅立ちました。多くの友達は、そんな〝ど田舎〟に行くなと引き止めてくれましたが、私の心の中には、親父と同じ場所にいたくないという気持ちと同時に、思春期の若者の心身の研究と治療をしたいという思いがうずいており、それが私を九州へと駆り立てたのでした。

そもそも医者になったら、私は自分が少年期に経験したような嫌な体験を少しでも理解し、若者たちの苦しい気持ちを何とか和らげたいと思っていたのです。幼少時期、親父からことあるごとに往復ビンタ、棍棒で殴られ、この世にいることを許されないような存在と思い続けていた自分がいたからでした。

いま考えてみると、おそらく幼児期に、父親を恐怖の対象と考え、一見、従順な男の子のような育ち方をした私も、思春期を迎え、自我の目覚めとともに自己を主張しだしたのでしょう。しかしその主張が通ることはなく、心の悩みだけにとどまらず、ときに下痢や背部痛となり、悩みこんだ時もありました。

もし、私が自分の未来に希望を持てなかったら、反社会的行動に走っていたかもしれません。幸い、一生懸命学業に打ち込み、医学部に間違って(?)入学し、WUS(World University Service＝世界学生奉仕団。本部はスイス)の活動で自分の思いを表出することができました。その心身の悩みの解消の一つとなったのが、大学生時代に友達とつくった「精神医学研究会」というサークルでした。そこで、心身の歪みがどこからくるかを知るために、高校生を相手に心の調査・相談に乗り出したのです。そしてそこで、若者たちの悩みを自分のことのように支援できるささやかな喜びを持つことができたのでした。

この喜びが、当時、九州大学医学部教授で、心療内科を創設した池見酉次郎先生の心身医学に興味を抱かせるきっかけとなったのです。インターンのとき一人で九州に出向き、池見先生にお会いし、若い人の心身医学をやりたいと申し出ると、先生は、「私は若い人の心身症は診ていない。きみが自分で開拓するならやってみな」と言われました。この言葉で、私は、若い人の心身症に取り組む決心をしたのでした。

もっとも、この決心をするにあたってはもう一人、WUSの全国大会での野村実先生との出会いと同時に、オーストリアの精神科医フランクルの著作に出会い、有神論的実存主義を知ったことが大きく影響していると思います。それまで自分の生き方に否定的であったのが、有神論的実存主義を学ぶことによって、人のために人間が実存することは有意義であると考えることができるようになったのです。

また同時に、ある骨相学の教授から、「きみは三二歳までしか生きることができないよ」と言われ、かなりショックを受けたことも、九州行きを後押しした要因かもしれません。三二歳までしか生きられないのであれば、生きているうちに世間に認められ、完全に親から独立したいと考えたのです。


そんな思いを抱きながら九州に来て、九州大学医学部心療内科に入局しました。とにかく若者の心身の病気を研究したいと、がむしゃらに一年間はみっちり大人の心身症を学習しました。二年目に福岡市の西に長尾病院心療内科ができ、若者たちを入院させるということから、そこで若者たちの診察を始める機会に恵まれました。かたわら福岡家庭裁判所の医務官になることができ、反社会的行動の若者と、離婚する親たちの心を観ることもできました。

翌年、福岡市郊外に若杉病院がつくられ、そこに「思春期内科」を設立することになりました。三〇人ほどの若者たちを入院させ、そこで私は、ほぼ泊まり込みのような状態で診療に当たりました。

この思春期内科ができた頃、福岡教育大学体育科の公衆衛生の助教授の席が空き、教官となり、教育の在り方と同時に大学生の実態に接することができました。その後、同大学の保健管理センターの教授として、大学生の心身の健康を預かることになったのですが、振り返ってみると、裁判所、教育現場、病院と、実にいいタイミングで若者の心身を診るのに適した職場を経験できたことは非常に幸運だったと思わざるを得ません。現在であれば、病院で診療活動をしながら裁判所の医務官をするとか、大学の教官を勤めるなどということは勤務体制からいって不可能なことだからです。

ところで、前述した今は亡き野村実先生との出会いですが、野村先生はアフリカのランバネラにあるシュバイツアーの病院でハンセン病を有神論的実存主義で診てこられた先生でした。その野村先生の生き方と有神論的実存主義が、いま私が若者を診ていく上でのハシラとなっています。もしこの出会いがなく、学業に興味を抱けなかったら、おそらく今の私はなく、存在感を抱けないまま、反社会的行動に走っていたであろう……そう考えると空恐ろしくなります。

このことと関連して、最近気になることの一つに、若者の親を殺す事件が目立っていることがあります。振り返ってみると、私も親を殺したいと考えたことがありました。いま改めてこのことを分析してみると、若者に共通しているのは、父親への構え方です。これは男子でも女子でもあまり変わらないのですが、幼児期後期における親の子どもへの関わり方に問題があるためです。

幼児期の後期は、大脳の記憶中枢が働き出す大切な時期です。母親を独占したい男の子にとって、父親はいわばライバルとなる存在です。このような時、ライバルである父親のあり方が子どもに大きく影響を与えるのです。両親が仲良く、子どもにとって良い存在であれば、子どもは正常に育ちます。父親がアルコールを飲んで乱暴したり、自己中心的で家族を無視したような存在になっていると、子どもの心は、自分の存在がないと考えたり、恐怖を感じたりするのです。

子どもは、父親を通していろんなことを学習します。父親が恐怖の存在と映れば、萎縮するか反発し、父親への恐怖のため、当面は良い子を演じるようになる可能性が強いし、逆に父親が甘すぎると、子どもは父を怖い存在とは思わず、わがままいっぱいにふるまい、母親密着になる可能性があるものです。

子どもが父親への恐怖で萎縮したような時、母親がその状態をきちんと理解して子どもと父親とのクッションになり、子どもをしっかり保護できたら、まだ子どもの将来は救われます。しかし、父親への恐怖を持ち続けて思春期を迎え、ちょうどその時期に子どもが生きがいを見つけられず、物事への正しい認知ができなかったりした場合、親殺しの衝動に走りやすい傾向がうかがえたりするのです。それは、多くの患者さんを診ていて感じることです。

若者が、その場の衝動で、あるいは計画的に、親を傷つけたり殺したりするような悲劇を起こさないよう、乳幼児期からの望ましい親子関係を築いてほしいものです。

ところで、ここで紹介しておきたいのは、若者たちの性や心身に関する悩みの相談相手として、いま全国で八千人の思春期保健相談士が誕生していることです。

思春期保健相談士養成のきっかけは一九八〇年代、10代の妊娠中絶が急増し、心身の病気も多くなったことから、当時の厚生省がこの問題解決のための取り組みを日本家族計画協会に委託し、同協会が日本思春期学会とともに検討した結果、若者の悩みに応じることのできる保健相談士を養成することで一致し、思春期保健相談士養成セミナーが開催されることになったのです。

セミナーは一九八一年から始まり、思春期における性、若者の心身の病、生活習慣などの問題を総論、各論、実習などのコースで受講、認定試験をパスすることで資格が得られます。今年度まで全国で八千人を越す人たちに資格が与えられ、全国で若者たちの相談相手になっています。セミナーは日本家族計画協会の主催で毎年開催されており、相談士の数はこれからもますます増えていくものと期待しています。

相談の窓口は全国にありますが、九州の場合は九州思春期研究会（事務局０９３０―23―１０５２、北九州津屋崎病院０９４０―52―００３４）、その他、千葉思春期研究会、栃木思春期研究会、茨城思春期研究会、中・四国思春期研究会などのほか、保健所のほとんどに相談士がいます。

ちなみにこの思春期セミナーの講師陣には、元自治医科大学学長の松本清一先生、千葉大学の武田敏先生などとともに、私も心身医学の分野で常勤講師をしています。こうした相談システムを若者たちに大いに利用してもらいたいと願っています。

なお、本書に登場する患者さんたちはすべて仮名であることをお断りしておきます。

最後に、この本が出来るにあたっては、高文研の金子さとみさんから全面的な援助をいただきました。その力添えがなかったら、この本の存在はなかったものと思います。最初から最後までご苦労いただいたことに心から感謝するものです。

二〇〇七年九月二〇日

森　崇

森　崇（もり・しゅう）

1936年、名古屋市に生まれる。1959年、名古屋市立大学医学部卒業後、九州大学医学部心療内科医局に入局。1966年、福岡市の長尾病院が心療内科を開設するとのことで若者の診療の手がかりを得る。同時期、福岡家庭裁判所の医務官として勤務し、非行少年らの診療にあたる。その後、福岡教育大学体育科助教授、福岡教育大学保健管理センター教授を経て、現在、北九州津屋崎病院副院長、青春期内科部長。07年４月まで日本思春期学会副理事長、現在は名誉会員。著書『思春期診察室』（池見酉次郎編／朝日新聞社）『思春期内科』（ＮＨＫブックス）『青春期内科診療ノート』（講談社）『青春期心身症の理解と治療 Ⅰ』（学事出版）『青春期へのパスポート』（家族計画協会）〔以上、いずれも在庫切れ〕

■北九州津屋崎病院
〒811-3307　福岡県福津市渡1693
TEL 0940-52-0034　FAX 0940-52-2779

若者の心の病

●二〇〇七年一一月一日――第一刷発行
●二〇一〇年一〇月一日――第二刷発行

著　者／森　崇

発行所／株式会社 高文研
東京都千代田区猿楽町二―一―八
三恵ビル（〒一〇一＝〇〇六四）
電話　０３＝３２９５＝３４１５
振替　００１６０＝６＝１８９５６
http://www.koubunken.co.jp

組版／株式会社Ｗｅｂ Ｄ（ウェブ・ディー）

印刷・製本／株式会社シナノ

★万一、乱丁・落丁があったときは、送料当方負担でお取りかえいたします。

ISBN978-4-87498-393-5　C0037